症状改善！

ツボ&リンパマッサージ

[監修] 横山由美子

成美堂出版

はじめに

　この本を手に取ってくださった方は、「ツボとリンパを組み合わせたケアは、なんだか効きそうな気がする！」と期待に胸をふくらませているのではないでしょうか。そう、まさにその通りなのです。私は、東洋医学のツボを熟知した鍼灸マッサージ師、そしてリンパを流すメソッドを身に付けたリンパドレナージセラピストとしてさまざまな症状を治療してきました。ツボ押しとリンパマッサージはとても相性がよく、相乗効果を引き出すことができるものだと強く感じながら、日々施術を行っています。

　東洋医学の考え方がベースとなるツボ押しは、内臓機能を調整し、精神の安定をもたらす効果が期待できるメソッド。施術をはじめる際、患者さんの体が緊張して強張っていたり、呼吸が浅く乱れていたりする場合に、気持ちを落ち着けてもらうためによくツボ押しを用いています。一方で、西洋医学の考えに基づくリンパマッサージは、疲労回復を促し、スッキリ感を得られるのが最大の特長。むくみが取れて体の軽さが増す爽快感は、リンパマッサージならではのメリットでしょう。ツボ押しで力みをリセットし、心身の状態を整えたうえでリンパを流すことで、より効率的に症状にアプローチすることができるのです。東洋と西洋の2つのメソッドを組み合わせることは、とても理にかなった方法だと考えています。

　本書では、これまで不調に悩む多くの女性と向き合ってきた経験から、女性が気になる症状や美容面へのケアも紹介しました。東洋医学では、病名はつかないけれど体調が優れない状態を「未病」と位置づけています。不調のサインを見逃さず、「なんだかちょっと調子悪いな」と感じたら、すぐにケアを行うようにしてください。気づいたときに少し

ずつでも取り入れることで、早期の回復を手助けしてくれることでしょう。そしてコツコツと続けることで徐々にセルフケアのコツがつかめるようになり、自分の体調をコントロールしやすくなっていくはずです。

　東洋医学のツボと西洋医学のリンパマッサージのメソッドを詰め込んだこの本で、ぜひ未病をケアする習慣をつけてください。みなさまの暮らしが健康で快適になり、人生がより素晴らしいものになるお手伝いができることを心より願っています。

横山由美子

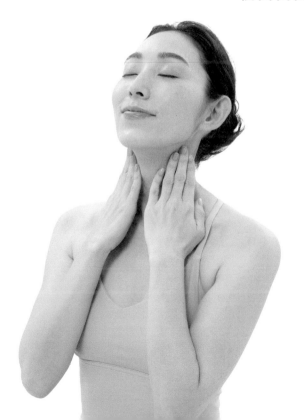

本書の使い方

症状

症状の名前と、症状についての解説。考えられる原因や、一般的な症状緩和の方法、ツボ押しとリンパマッサージをするときのコツなどを紹介します。

準備

リンパマッサージを行う前の準備（➡ **P.38**）。主要なリンパ節を刺激することでリンパを活性化させ、リンパの通りをよくして効果を高めます。

ポイント

ツボ押しやリンパマッサージを行う際のアドバイスや効かせるポイントを解説。

**ツボ名と
ツボの位置**

症状緩和におすすめなツボです。ツボの位置を確認しましょう。

ツボは左右に2つ

体の中央にある督脈や任脈のツボ（➡ **P.20**）以外、経絡上のツボは左右にあります。両方を均等に押しましょう。

手技アイコン

ツボ押しやリンパマッサージをするときの手技を明示。手のどの部分を使うのか、イラストのオレンジ部分で示しています。

上半身のむくみ

○ 準備｜腹式呼吸 ➡ **P.38**　首の活性 ➡ **P.39**

1 肩を回す

前回し・後ろ回し 各**10回**

両手の指先を鎖骨に当て、ひじで大きな円を描くようにして肩を回す。

Point
鎖骨が上下するように
大きく肩を動かす

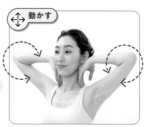 動かす

2 みぞおちのツボをもみほぐす

10秒

両手の4指で巨闕周辺のみぞおちを押しもむ。

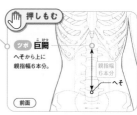 押しもむ

ツボ 巨闕（こけつ）
へそから上に
親指幅6本分。

親指幅6本分
へそ

前面

3 わきのツボをもみほぐす

左右 各**10秒**

4指で極泉周辺のわきの下を押しもむ。

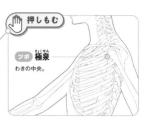 押しもむ

ツボ 極泉（きょくせん）
わきの中央。

48

**手技
一覧**　動かす／押す／押し流す／押しもむ／さする／ずらす
タッピング／つまむ／伸ばす／引っ張る／もむ／ゆらす

※「動かす」「伸ばす」手技には、イラストの明示はありません

肋骨の最下部より上の部分については、わきのリンパ節へ向かってリンパを流していきます。わきの下の押しもみは血流がとてもよく促されるため、低血圧気味の人は壁にもたれるなどしてふらつかないように注意して行いましょう。

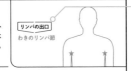

リンパの出口
わきのリンパ節

リンパの出口

リンパの出口を★で明示。リンパマッサージをするときは、リンパの出口に向かってリンパを流していきましょう。症状によっては、全身のさまざまな部位をマッサージして全身のリンパを活性化させる場合もあります。

※リンパ活性の場合、リンパ液は最終的に鎖骨のリンパ節へ流れ、血液へと合流します。

4 わきをさする
左右 各10秒

上腕から胸の方に向かってわきの下をさすり、リンパを流す。

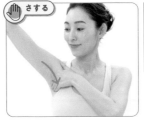

さする

むくみ・張り

上半身のむくみ

5 体側をさする

① 体の側面の肋骨下からわきに向かって体側をさすり上げ、リンパを流す。
左右 各10秒

さする

② 振り返りながら上半身を前にひねるようにして、両手でみぞおちの肋骨下から体側に向かってなでさすり、リンパを流す。
左右 各10秒

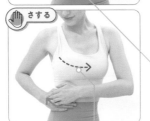

さする

症状カテゴリ

症状を以下のカテゴリに分類しています。
- ●むくみ・張り
- ●美容
- ●体の悩み・不調
- ●女性の悩み
- ●メンタル

リンパを流す
方向の矢印

リンパ節へ向かって体をさする方向を表す矢印です。

49

回数・時間

ツボ押しやリンパマッサージをする回数や時間の目安です。

体を動かす方向の矢印

体を動かす方向の矢印です。

5

CONTENTS ［目次］

ツボ押しとリンパマッサージの基本

症状別 ツボ&リンパマッサージ

〖 むくみ・張り 〗

〖 美容 〗

【 体の悩み・不調 】

【 女性の悩み 】

【 メンタル 】

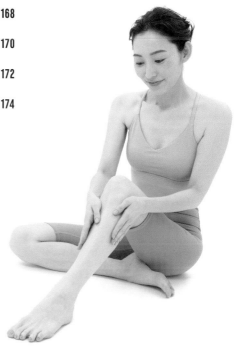

ツボMAP

　全身に点在し、それぞれがつながりあうツボ（経穴）。この経穴をつなぐ流れのことを「経脈」といいます。経脈には、左右に対となって走る12本の正経（正経十二経脈）と、正経の働きを調節する役割を持つ8本の奇経（奇経八脈）があります。奇経のなかでは、体の中央を走る督脈と任脈だけが固有のツボを持ちます。

　下記は、WHO（世界保健機関）が認定した正穴と呼ばれるツボ。合わせて14種類の経絡[*1]上に、361個のツボが点在しています。

【 WHO認定のツボ 】

経脈名	経絡名		主な働き	ツボ数
正経十二経脈	肺経	(➡ P.11)	肺を調整	11
	大腸経	(➡ P.11)	肺経と表裏関係。大腸を調整	20
	胃経	(➡ P.12)	消化吸収を担い、胃を調整	45
	脾経	(➡ P.13)	胃経と表裏関係。胃を調整	21
	心経	(➡ P.13)	心を調整。精神の安定を司る	9
	小腸経	(➡ P.14)	心経と表裏関係。小腸を調整	19
	膀胱経	(➡ P.14)	膀胱を調整。生殖にも関与	67
	腎経	(➡ P.16)	膀胱経と表裏関係。腎を調整	27
	心包経	(➡ P.17)	心や循環器を調整	9
	三焦経	(➡ P.17)	心包経と表裏関係。三焦[*2]を司る	23
	胆経	(➡ P.18)	胆を調整	44
	肝経	(➡ P.19)	胆経と表裏関係。肝を調整	14
奇経八脈	督脈	(➡ P.20)	脳を調整	28
	任脈	(➡ P.21)	生殖器を調整	24

＊1 経絡…経脈と絡脈の総称。経脈は人体を縦に流れ、絡脈とはそれらを横につなぐ分枝のこと
＊2 三焦…臓器と臓器の隙間をあらわす

　本書では、経穴とは別に「奇穴（➡ P.28）」という特定の流れを持たず経絡上に存在しないツボも紹介しています。奇穴は臨床の積み重ねから生まれた、特定の疾患に効くツボです。

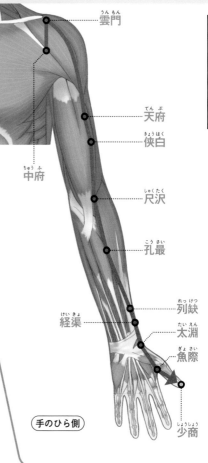

肺経
Lung Meridian

※ツボは左右に存在。

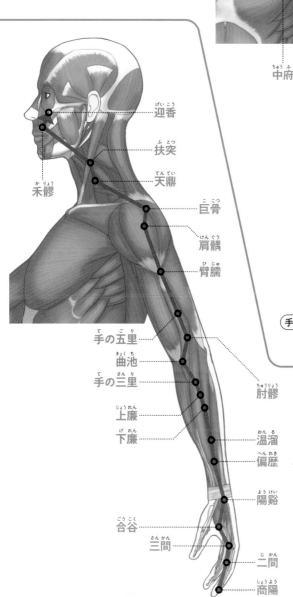

雲門（うん もん）

天府（てん ぷ）

侠白（きょう はく）

尺沢（しゃく たく）

孔最（こう さい）

中府（ちゅう ふ）

経渠（けい きょ）

列缺（れっ けつ）

太淵（たい えん）

魚際（ぎょ さい）

手のひら側

少商（しょう しょう）

迎香（げい こう）

扶突（ふ とつ）

天鼎（てん てい）

巨骨（こ こつ）

肩髃（けん ぐう）

臂臑（ひ じゅ）

禾髎（か りょう）

手の五里（て ご り）

曲池（きょく ち）

手の三里（て さん り）

上廉（じょうれん）

下廉（げ れん）

肘髎（ちゅうりょう）

温溜（おん る）

偏歴（へん れき）

陽谿（よう けい）

合谷（ごう こく）

三間（さん かん）

二間（じ かん）

商陽（しょう よう）

大腸経
Large Intestine Meridian

※ツボは左右に存在。

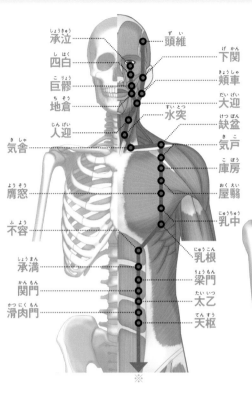

ツボ	読み
承泣	しょうきゅう
四白	しはく
巨髎	こりょう
地倉	ちそう
人迎	じんげい
気舎	きしゃ
膺窓	ようそう
不容	ふよう
承満	しょうまん
関門	かんもん
滑肉門	かつにくもん
頭維	ずい
下関	げかん
頬車	きょうしゃ
大迎	だいげい
水突	すいとつ
缺盆	けつぼん
気戸	きこ
庫房	こぼう
屋翳	おくえい
乳中	にゅうちゅう
乳根	にゅうこん
梁門	りょうもん
太乙	たいいつ
天枢	てんすう

胃経

Stomach Meridian

※ツボは左右に存在。

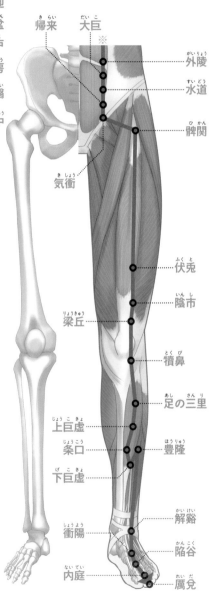

ツボ	読み
帰来	きらい
大巨	だいこ
気衝	きしょう
梁丘	りょうきゅう
上巨虚	じょうこきょ
条口	じょうこう
下巨虚	げこきょ
衝陽	しょうよう
内庭	ないてい
外陵	がいりょう
水道	すいどう
髀関	ひかん
伏兎	ふくと
陰市	いんし
犢鼻	とくび
足の三里	あしのさんり
豊隆	ほうりゅう
解谿	かいけい
陥谷	かんこく
厲兌	れいだ

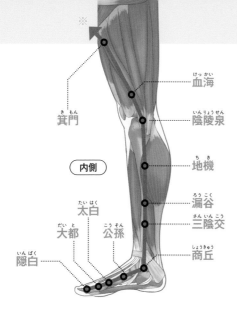

血海
けっかい

箕門
きもん

陰陵泉
いんりょうせん

内側

地機
ちき

太白
たいはく

漏谷
ろうこく

大都
だいと

公孫
こうそん

三陰交
さんいんこう

隠白
いんぱく

商丘
しょうきゅう

脾経
ひけい

Spleen Meridian

※ツボは左右に存在。

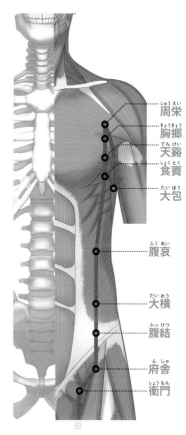

周栄
しゅうえい

胸郷
きょうきょう

天谿
てんけい

食竇
しょくとく

大包
たいほう

腹哀
ふくあい

大横
だいおう

腹結
ふっけつ

府舎
ふしゃ

衝門
しょうもん

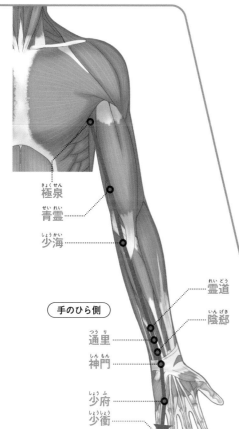

極泉
きょくせん

青霊
せいれい

少海
しょうかい

霊道
れいどう

陰郄
いんげき

手のひら側

通里
つうり

神門
しんもん

少府
しょうふ

少衝
しょうしょう

心経
しんけい

Heart Meridian

※ツボは左右に存在。

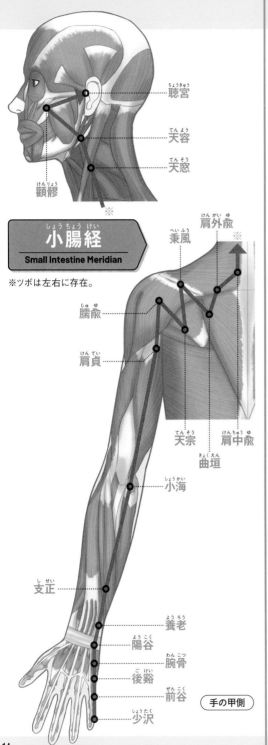

聴宮
ちょうきゅう

天容
てんよう

天窓
てんそう

顴髎
けんりょう

※

※ツボは左右に存在。

肩外兪
けんがいゆ

秉風
へいふう

※

臑兪
じゅゆ

肩貞
けんてい

天宗
てんそう

肩中兪
けんちゅうゆ

曲垣
きょくえん

小海
しょうかい

支正
しせい

養老
ようろう

陽谷
ようこく

腕骨
わんこつ

後谿
こけい

前谷
ぜんこく

少沢
しょうたく

手の甲側

※ツボは左右に存在。

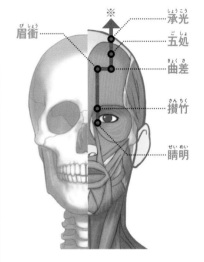

※

承光
しょうこう

五処
ごしょ

曲差
きょくさ

攢竹
さんちく

睛明
せいめい

眉衝
びしょう

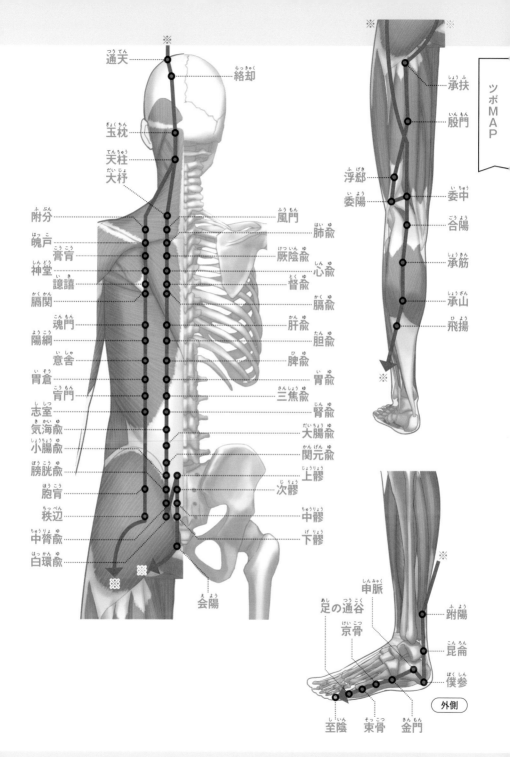

ツボMAP

※

通天 （つうてん）
絡却 （らっきゃく）
玉枕 （ぎょくちん）
天柱 （てんちゅう）
大杼 （だいじょ）
附分 （ふぶん）
魄戸 （はっこ）
膏肓 （こうこう）
神堂 （しんどう）
譩譆 （いき）
膈関 （かくかん）
魂門 （こんもん）
陽綱 （ようこう）
意舎 （いしゃ）
胃倉 （いそう）
肓門 （こうもん）
志室 （ししつ）
気海兪 （きかいゆ）
小腸兪 （しょうちょうゆ）
膀胱兪 （ぼうこうゆ）
胞肓 （ほうこう）
秩辺 （ちつべん）
中膂兪 （ちゅうりょゆ）
白環兪 （はっかんゆ）

風門 （ふうもん）
肺兪 （はいゆ）
厥陰兪 （けついんゆ）
心兪 （しんゆ）
督兪 （とくゆ）
膈兪 （かくゆ）
肝兪 （かんゆ）
胆兪 （たんゆ）
脾兪 （ひゆ）
胃兪 （いゆ）
三焦兪 （さんしょうゆ）
腎兪 （じんゆ）
大腸兪 （だいちょうゆ）
関元兪 （かんげんゆ）
上髎 （じょうりょう）
次髎 （じりょう）
中髎 （ちゅうりょう）
下髎 （げりょう）

会陽 （えよう）

※   ※

承扶 （しょうふ）
殷門 （いんもん）
浮郄 （ふげき）
委陽 （いよう）
委中 （いちゅう）
合陽 （ごうよう）
承筋 （しょうきん）
承山 （しょうざん）
飛揚 （ひよう）

※

申脈 （しんみゃく）
足の通谷 （あしのつうこく）
京骨 （けいこつ）

※

跗陽 （ふよう）
昆崙 （こんろん）
僕参 （ぼくしん）

至陰 （しいん）
束骨 （そっこつ）
金門 （きんもん）

外側

15

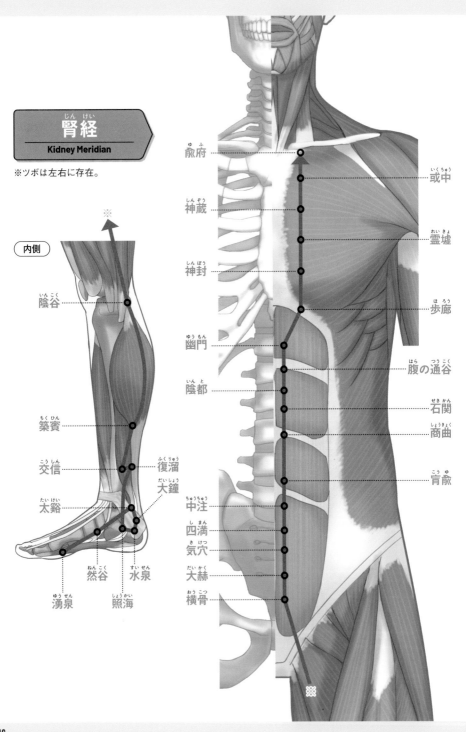

腎経
Kidney Meridian

※ツボは左右に存在。

内側

陰谷（いんこく）
築賓（ちくひん）
交信（こうしん）
太谿（たいけい）
湧泉（ゆうせん）
然谷（ねんこく）
照海（しょうかい）
水泉（すいせん）
大鐘（だいしょう）
復溜（ふくりゅう）

兪府（ゆふ）
或中（いくちゅう）
神蔵（しんぞう）
霊墟（れいきょ）
神封（しんぽう）
歩廊（ほろう）
幽門（ゆうもん）
腹の通谷（はらのつうこく）
陰都（いんと）
石関（せきかん）
商曲（しょうきょく）
肓兪（こうゆ）
中注（ちゅうちゅう）
四満（しまん）
気穴（きけつ）
大赫（だいかく）
横骨（おうこつ）

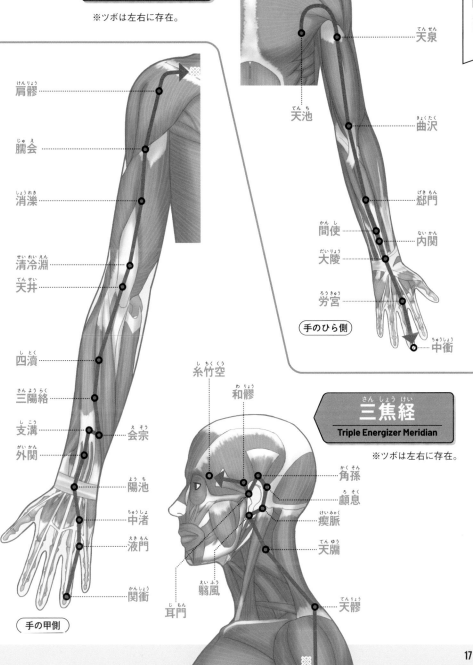

心包経
しん ぼう けい
Pericardiun Meridian

※ツボは左右に存在。

肩髃 けんりょう
臑会 じゅえ
消濼 しょうれき
清冷淵 せいれいえん
天井 てんせい
四瀆 しとく
三陽絡 さんようらく
支溝 しこう
外関 がいかん
会宗 えそう
陽池 ようち
中渚 ちゅうしょ
液門 えきもん
関衝 かんしょう

天泉 てんせん
天池 てんち
曲沢 きょくたく
郄門 げきもん
間使 かんし
内関 ないかん
大陵 だいりょう
労宮 ろうきゅう
中衝 ちゅうしょう

手のひら側

手の甲側

三焦経
さん しょう けい
Triple Energizer Meridian

※ツボは左右に存在。

糸竹空 しちくくう
和髎 わりょう
角孫 かくそん
顱息 ろそく
瘈脈 けいみゃく
天牖 てんゆう
翳風 えいふう
耳門 じもん
天髎 てんりょう

17

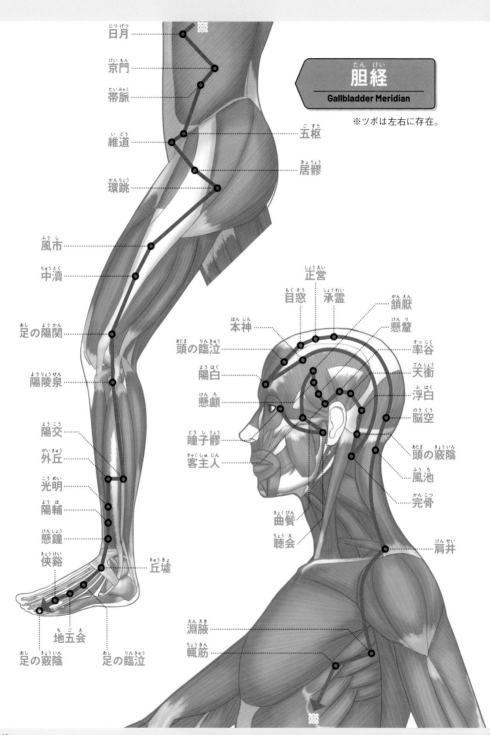

胆経
Gallbladder Meridian

※ツボは左右に存在。

日月
京門
帯脈
維道
環跳
五枢
居膠
風市
中瀆
足の陽関
陽陵泉
陽交
外丘
光明
陽輔
懸鐘
侠谿
地五会
足の竅陰
足の臨泣
丘墟
正営
目窓
承霊
本神
頭の臨泣
陽白
懸顱
瞳子膠
客主人
曲鬢
聴会
頷厭
懸釐
率谷
天衝
浮白
脳空
頭の竅陰
風池
完骨
肩井
淵腋
輒筋

肝経
かん けい

Liver Meridian

※ツボは左右に存在。

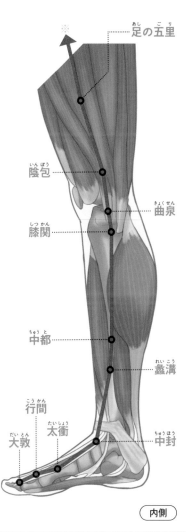

足の五里
あし ご り

陰包
いんぽう

曲泉
きょくせん

膝関
しっかん

中都
ちゅうと

蠡溝
れいこう

行間
こうかん

太衝
たいしょう

大敦
だいとん

中封
ちゅうほう

内側

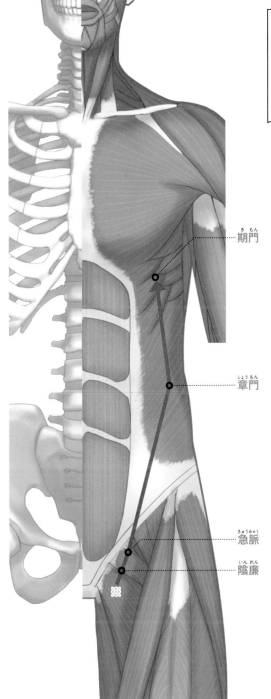

期門
き もん

章門
しょうもん

急脈
きゅうみゃく

陰廉
いん れん

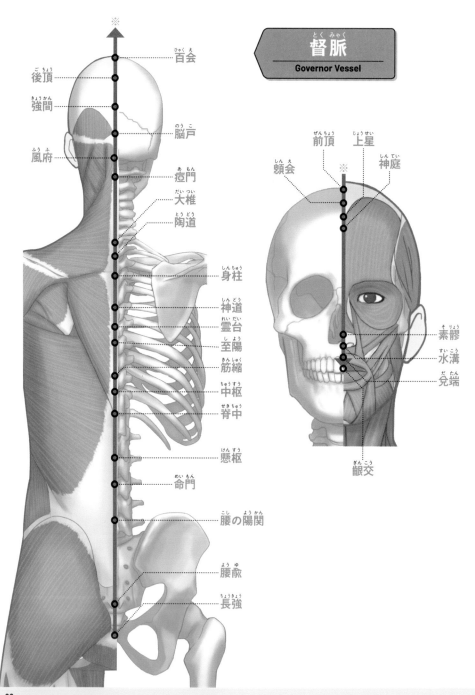

ひゃく え
百会

ご ちょう
後頂

きょう かん
強間

のう こ
脳戸

ふう ふ
風府

あ もん
瘂門

だい つい
大椎

とう どう
陶道

しん ちゅう
身柱

しん どう
神道

れい だい
霊台

し よう
至陽

きん しゅく
筋縮

ちゅう すう
中枢

せき ちゅう
脊中

けん すう
懸枢

めい もん
命門

こし よう かん
腰の陽関

よう ゆ
腰兪

ちょう きょう
長強

ぜん ちょう
前頂

じょう せい
上星

しん え
顖会

しん てい
神庭

そ りょう
素髎

すい こう
水溝

だ たん
兌端

ぎん こう
齦交

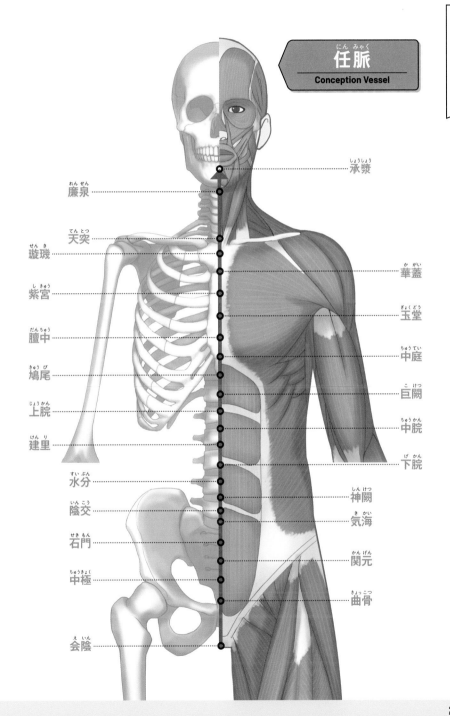

任脈
（にん みゃく）
Conception Vessel

承漿（しょうしょう）

廉泉（れん せん）

天突（てん とつ）

璇璣（せん き）

華蓋（か がい）

紫宮（し きゅう）

玉堂（ぎょくどう）

膻中（だんちゅう）

中庭（ちゅうてい）

鳩尾（きゅう び）

巨闕（こ けつ）

上脘（じょうかん）

中脘（ちゅうかん）

建里（けん り）

下脘（げ かん）

水分（すい ぶん）

神闕（しん けつ）

陰交（いん こう）

気海（き かい）

石門（せき もん）

関元（かん げん）

中極（ちゅうきょく）

曲骨（きょっこつ）

会陰（え いん）

リンパMAP

　リンパ管は、静脈にからみつくように体中に張りめぐらされていて、全身の組織からリンパ液を排出する役割を担っています。始まりは体の末端の毛細リンパ管で、それらがだんだんと集まって太くなりながら合流。集合リンパ管、主幹リンパ管となり、最終的には首の付け根の頸部リンパ節とつながって鎖骨下の鎖骨リンパ節（静脈角）から静脈に注ぎます。

　マッサージをする際には、リンパが集中するポイントであるリンパ節に向かってリンパを流していくのが基本です。主要なリンパ節の位置を確認しておきましょう。

【 主要なリンパ節 】

首	頸部リンパ節	首の付け根付近。リンパの流れが滞ると、二重あごや顔のたるみ、肩こりの原因に。
首〜胸	鎖骨リンパ節	全身をめぐるリンパ液が心臓に戻るときに流入する場所で、老廃物の最終出口地点となる重要ポイント。ここが詰まってしまうと疲労感、肩こり、肌トラブルなどが起こることも。
わきの下	腋窩リンパ節	わき周辺。のどに近いため、ウイルスなどの異物侵入時にいち早く免疫機能が働くリンパ節。リンパの流れが停滞すると二の腕のたるみや肩こりの原因に。
お腹	腹部リンパ節	乳び槽とも呼ばれる深部のリンパ節。リンパの流れが悪いと、ウエストのサイズアップ、婦人科系のトラブル、腸の働きの低下などを引き起こす。
股関節	鼠径リンパ節	脚の付け根。リンパの流れが滞ると、脚のむくみ、下半身太り、冷えが悪化する可能性も。
ひざ	膝窩リンパ節	ひざ裏部分。リンパの停滞により、ひざから下のむくみや冷え、ひざの痛みを引き起こす。

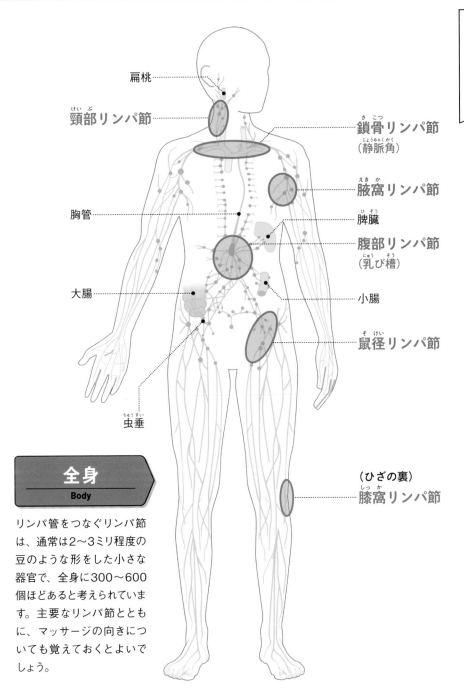

扁桃

頸部リンパ節
（けい ぶ）

鎖骨リンパ節
（さ こつ）
（静脈角）
（じょうみゃく かく）

腋窩リンパ節
（えき か）

胸管

脾臓
（ひ ぞう）

腹部リンパ節
（乳び槽）
（にゅう そう）

大腸

小腸

鼠径リンパ節
（そ けい）

虫垂
（ちゅうすい）

（ひざの裏）
膝窩リンパ節
（しっ か）

全身
Body

リンパ管をつなぐリンパ節は、通常は2〜3ミリ程度の豆のような形をした小さな器官で、全身に300〜600個ほどあると考えられています。主要なリンパ節とともに、マッサージの向きについても覚えておくとよいでしょう。

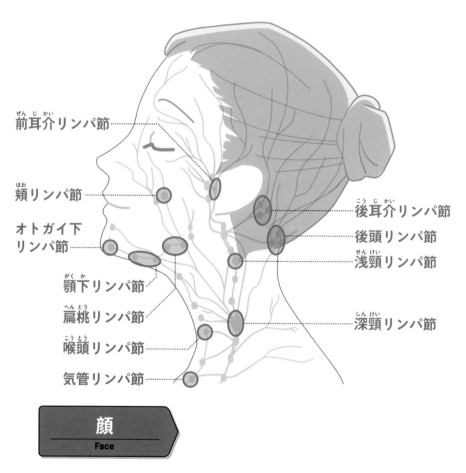

前耳介リンパ節
ぜん じ かい

頬リンパ節
ほお

オトガイ下
リンパ節

顎下リンパ節
がく か

扁桃リンパ節
へん とう

喉頭リンパ節
こう とう

気管リンパ節

後耳介リンパ節
こう じ かい

後頭リンパ節

浅頸リンパ節
せん けい

深頸リンパ節
しん けい

顔
Face

老廃物や異物を濾過するリンパ節は、顔の側面と首の両側に集中しています。顔のリンパの流れは、顔を上げて前頭部から水をかぶったときの水が流れるルートをイメージするとよいでしょう。顔の中心から外へと流していくのが基本です。

ツボ押しと
リンパマッサージの
基本

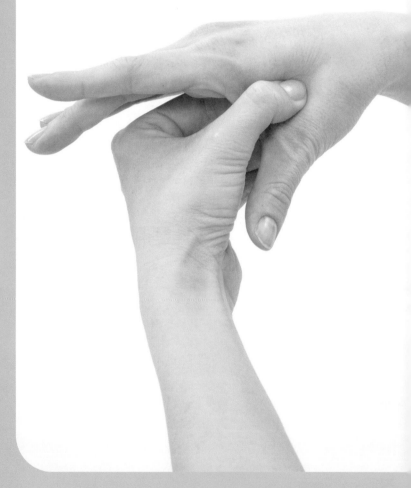

体の内部と体表を結ぶ
エネルギーラインを刺激し
不調を改善

ツボ押し

ツボ押しは、古くから中国で体系化されてきた
東洋医学の考え方に基づいた治療法。
体中に点在するツボを刺激して血行を促し、
自律神経や臓器の働きを整えるのが目的です。

ツボ押しのギモン #1

なぜ不調が解消するの？

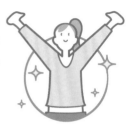

　私たちの体に点在するツボの多くは、網のように張りめぐらされた「経絡」上に位置します。東洋医学では、経絡とは気（生命エネルギー）と血（臓器に栄養を与える物質）が流れる道すじのことを指し、この**エネルギーラインの流れが滞ると、こりや疲労など体の不調につながる**と考えられているのです。

　経絡は、体の深部でさまざまな臓腑とつながっています。不調のある場所から離れたツボを刺激したり、体の内側の症状に対して体表のツボを押したりするのは、このネットワークを介して目的の部位に働きかけているから。**刺激が経絡へと伝わって気と血が体内をめぐり、臓器の働きが活性化される**というしくみです。

　症状が出ている場所と離れたツボから遠隔に働きかけることもできる一方で、不調がある部位周辺に多数点在するツボを押すのも効果的。周辺の筋肉をほぐしてこりや張りなどに直接アプローチできるので、効果が実感しやすいのがツボ押しの魅力です。

【 肩こりに効くツボ 】

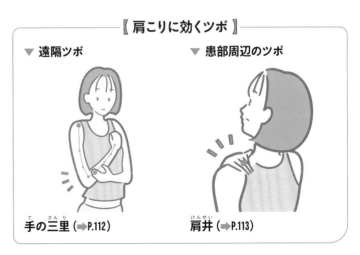

▼ 遠隔ツボ

▼ 患部周辺のツボ

手の三里 (➡P.112)

肩井 (➡P.113)

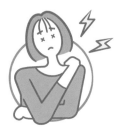

ツボ押しのギモン #2

体のどこが悪いか わかるの？

健康であれば、基本的にはツボを押しても痛みを感じることはないでしょう。しかし、しこりや鈍痛などの反応がある場合は、そのツボが属する経絡と関係する内臓、筋肉などに異常があることを知らせるシグナルかもしれません。

全身に361個存在するツボは全身に張りめぐらされた14本の経絡上の要所にあり（➡ **P.10**）、ひとつひとつが、**経絡を通じて臓腑や体の各部につながっています。**それらの各部位に異常が出たりエネルギーの流れが滞ったりすると、経絡上のツボが反応。つまり、ツボは症状の治療点になる

のと同時に、**体のどこが不調をきたしているかを知る指標点にもなるのです。**ツボ押しを習慣にすると、自分の体のことに敏感になっていきます。ツボの反応の変化をきっかけに、体調の変化や生活習慣の乱れを感じ取れるようになるでしょう。

> 🔊 **ツボのシグナルはコレ！**
>
> ☐ こりがある
> ☐ にぶい痛みがある
> ☐ 押すとツーンと響く
> ☐ 気持ちよさを感じる

COLUMN　体はツボだらけ！？

本書では、経穴とは別に「奇穴」という経絡上に存在しないツボも紹介しています。奇穴は、鍼灸治療のなかで「ある疾患に関して特別な効果があるようだ」と経験的に有効性が引き継がれてきたツボ。特効穴としてさまざまな症状の治療に用いられます。WHO認定のツボは、14の経絡上に361個存在しますが、この奇穴を含めると、その数は1000以上になるといわれています。

【 本書で紹介している奇穴 】

太陽 たいよう（➡ **P.46**）	目のトラブル緩和
印堂 いんどう（➡ **P.80**）	ストレスや緊張を緩和
魚腰 ぎょよう（➡ **P.82**）	目のトラブル緩和
裏内庭 うらないてい（➡ **P.120**）	食あたり、腹痛、下痢の緩和
鼻通 びつう（➡ **P.141**）	鼻の通りをよくする
失眠 しつみん（➡ **P.144**）	不眠解消

＊「印堂」以外、ツボは左右に2つあります

28

ツボ押しのギモン #3
免疫力アップに効果あり？

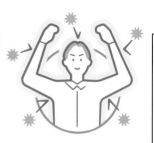

東洋医学には、「正気存内、邪不可干」という言葉があります。「正気（免疫力）が体内に充満していれば、邪（細菌やウイルス）は干渉（侵入）できない」という意味です。この「正気」の力を高めるためには、経絡をめぐる「気」や「血」などのエネルギーの流れをよくすることが重要だと考えられています。

経絡とツボは、よく線路と電車に例えられます。線路上に電車が停滞すると、駅の機能が停止し、連絡する沿線の運行にも支障をきたすように、経絡の詰まりは関係するほかの経絡にも影響を与えてしまいます。エネルギーのルートをひとつひとつ確保することが、全身にくまなくエネルギーを循環させるための大切なステップ。ツボ押しの継続により、眠りが深くなる、風邪をひきにくくなるなどの体質改善を実感する人もいますが、これは「正気」のめぐりがよくなって体が本来持つ自然治癒力が高まったからかもしれません。

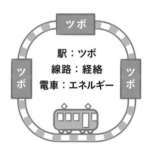

駅：ツボ
線路：経絡
電車：エネルギー

COLUMN　**免疫力アップには生活習慣も大切！**

免疫機能の働きを取り戻すには、日常生活のちょっとした心がけが大事です。ツボ押しを習慣づけるとともに生活習慣を整え、本来持っている自己治癒力を高めていきましょう。

【 免疫力を高めるコツ 】

バランスのよい食事
食品にも免疫を高める働きが。三大栄養素「たんぱく質・脂質・炭水化物」をバランスよく摂取して。

適度な運動
運動不足や激しすぎる運動も免疫力低下の原因に。汗を軽くかく程度の適度な運動がおすすめ。

体温を上げる
「気」や「血」の流れが滞ると、体温が低下。それにともない免疫細胞の活動も停滞してしまいます。

質のよい睡眠
疲労や寝不足は、自律神経のバランスが崩れる原因に。質のよい睡眠は血流を改善させ、体を温めます。

ツボ押しのギモン #4

押し方は？

基本ステップ

① 指の腹をツボに当て、
ゆっくりと力をかけて3〜5秒押す

② ゆっくりと力を抜き、3〜5秒休む

③ 何度か繰り返す

 効かせるコツ！

押す強さと長さに注意

強さはハンコを押す程度が最適で、強く押し過ぎないこと。特に、繊細な首や、皮膚の薄い目のまわり、脂肪や筋肉で骨が守られていないすねの前側などはやさしく押すように、「痛気持ちよい」強さを心がけます。また、腫れや痛みの原因となるので、同じ場所を押すのは1〜2分ほどにとどめておいて。

こぶしで押す、もむ、さするもOK

指の腹で押しにくい場合は、こぶしの第2関節をツボに押し当ててもよいでしょう。こりやしこりを感じるツボは、もみほぐすのも効果的です。刺激を抑えたいときや気の流れを整えたいときなどはやさしくさするのがおすすめ。筋肉が温まることで血流改善効果も期待できます。

体の中心を意識

押す角度に注意すると、刺激を効果的にツボに届けることができます。指のはらをツボに当てたら、皮膚面に対して垂直に押し込むようにしましょう。押している部位の中心に向かって力を加えるのがポイント。例えば、太ももを押す場合は、太ももの中央の骨に向かって押すようなイメージで行います。

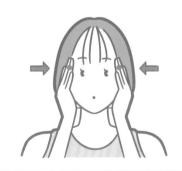

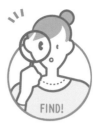

ツボ押しのギモン #5

どうやって見つける？

基本ステップ

① 本書を参考に、指の幅を基準にツボの位置を測る

② 見当をつけた周辺を触り、反応のある部分を見つける

ツボの測り方

自分でツボを探す場合は、指の幅を基準に位置を測る「同身寸法」を使います。

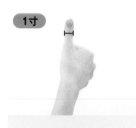

1寸

親指幅1本分

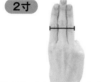

2寸

人差し指〜薬指
（親指幅2本分）

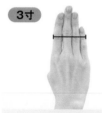

3寸

人差し指〜小指
（親指幅3本分）

 見つけるコツ！

ツボは探し当てるもの

ツボの位置は、あくまで「だいたいこのあたり」という座標図です。骨格や肉づきは人によって異なるため、実際の自分のツボは指で反応をみながら探し当てましょう。そのときどきの体調によって反応の出るツボが変わることもありますし、位置も微妙に変化するもの。慣れてくると反応のある点が見つけやすくなってきます。

反応の出やすいところ

☐ 硬くこりになっている部分

☐ 皮膚に張りがなく、へこんでいる部分

☐ よく使っていてだるい部分

☐ あまり動かず、こりのある部分

☐ 冷えやすい部分

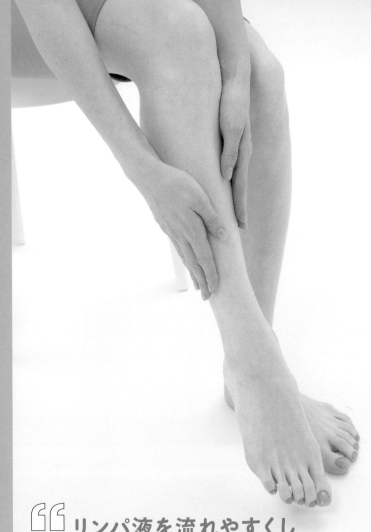

リンパマッサージ

> リンパ液を流れやすくし
> むくみや老廃物を
> 溜めにくい体に

全身に張りめぐらされたリンパ管を流れるリンパ液を
体の外からの刺激によって流れやすくするリンパマッサージ。
体に溜まった余分な水分や老廃物などを
静脈へと運んでいきます。

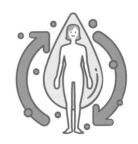

リンパ循環の
しくみとは？

リンパ管は全身に網の目のように張りめぐらされていて、細いリンパ管（毛細リンパ管）が合流しながら太くなっていきます。**リンパ液**はその中を流れている透明または淡いクリーム色の液体。リンパ管の合流している場所が**リンパ節**です。リンパ節は2〜3ミリ程度の豆のような形で、細菌や異物を排除し、外敵から体を守る役割を持つ器官。フィルターのように異物を捕らえ、免疫機能を発動する関所として働きます。

リンパ液は、毛細リンパ管の壁を構成している細胞の隙間からしみ出します。その後ゆっくりと流れながらいくつものリンパ節を通過。最終的に鎖骨あたりの太いリンパ管に至って静脈へと合流し、血液に戻ります。静

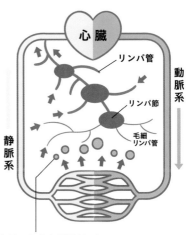

心臓

リンパ管

動脈系

リンパ節

毛細リンパ管

静脈系

血管から出た組織液がリンパ管へと入る

脈に戻ったリンパ液は心臓に入って動脈を通り、毛細血管から再びしみ出してリンパ管に入ることで体を循環するのです。

COLUMN　　体の奥深くにもぐり込むリンパ

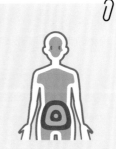

リンパ管には、皮膚に近い皮下組織などを流れている浅いリンパ管と、筋肉の奥深くの層を流れて動脈、静脈をとりまく深いリンパ管があります。リンパマッサージを行う際には、徐々に太くなりながら体表から体の深部へともぐっていくリンパのネットワークをイメージするとよいでしょう。腹式呼吸（➡ P.38）や肩回し（➡ P.48など）は、深部のリンパの流れを活性化させるのに有効です。

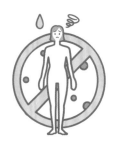

リンパが滞ると どうなる?

リンパ液は、血液と同じように体の中を流れていますが、血液を全身に運ぶ心臓のようなポンプ機能は存在せず、筋肉の動きによって流れています。そのため、運動不足で筋肉が刺激されなかったり体が冷えきっていたりすると、リンパの流れが滞りさまざまな不調の原因になってしまいます。

リンパの停滞が招くこと

① むくみ

リンパの流れの悪さはむくみの原因の1つ。リンパ液が回収されず過剰に貯留してしまい、結果として膨れた状態になります。特に重力の影響を受ける脚は水分が溜まりやすい部位です。

② 免疫力の低下

リンパ管の合流するリンパ節は、細菌や異物を取り除くフィルターの役割を果たす場所。リンパが停滞するとウイルスと戦う細胞が集まりにくくなり、免疫力が低下する可能性があります。

③ 代謝の低下

老廃物が排出されにくくなることで、代謝が低下してしまいます。代謝が下がると体温も下がり、体を温めようと皮下脂肪を蓄え始めるので、やせにくくなるというデメリットも生じてしまいます。

COLUMN リンパ液はゆっくりと流れる

血液が、心臓から出て戻るまでに1分もかからないのに比べ、リンパ液はゆっくりじわじわと流れるのが特徴。速さも一定ではなく、体をめぐるのに半日以上はかかると言われています。リンパの循環はゆっくりと進んでいくので、リンパマッサージの後すぐにではなく、1〜3日ほど経つと変化が現れることもあります。常にリンパがスムーズに流れるように、こまめに行うのがおすすめです。

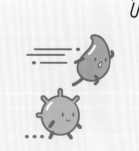

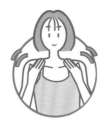

リンパのギモン #3

リンパマッサージの方法は？

リンパマッサージの基本

手指や手のひらを皮膚に当て、やさしく、軽くさする

リンパは皮膚表面近くにあるため、軽くさするだけで効果が出ます。リンパマッサージをするときは、圧を強くかけ過ぎないことが大切です。

リンパ節に向かってさする

リンパはさする方向が正しくないときちんと流れていきません。さする場所から一番近いリンパ節に向かってリンパを流しましょう（➡ **P.36**）。

COLUMN リンパ浮腫（ふしゅ）とは？

リンパ液の運搬がうまくいかないと、腕や脚の細胞の隙間に過剰なタンパク成分や水分が滞留して「リンパ浮腫」を生じることがあります。リンパ浮腫には、先天的なものと、がんの外科手術でのリンパ節の切除や放射線治療、外傷、感染症などによって起こる二次的なものがあります。リンパ浮腫の治療は、専門医の受診が必要です。症状改善のために、スキンケアと用手的リンパドレナージ（手で行う医療的なマッサージ）、圧迫療法、圧迫した状態での運動を組み合わせた治療が用いられます。

＋αで リンパを活性化させるマッサージ方法

ずらす
手のひらと皮膚を密着させ、皮膚をずらす。ポカポカと温まってリンパが活性！

タッピング
リズミカルに指先で軽く肌に触れる。血行を促進し、神経を鎮める効果も

※2010年にリンパ浮腫治療における用語の統一が行われました。「マッサージ」はいわゆる肩や腰のこりをとるためのもみほぐしを指しますが、リンパ浮腫における「マッサージ」は、やさしく皮膚をさするように行うもの。本質的には異なるものなので、後者は「リンパドレナージ」と表現として区別をすることになりました。ドレナージとは「排液」という意味で、むくみの液（リンパの液）を皮下から排液するという意味です。本書ではリンパ浮腫治療については触れていないため、「マッサージ」という表現を用いていますが、紹介するリンパマッサージ法は、「リンパドレナージ」で用いられる皮膚をやさしくさする方法を中心としています。

体の末端から一方向に、リンパ節に向かって流す

腰やお腹周辺のリンパは、脚の付け根に流す

全身

マッサージの方向は、体を大きく4つに分割すると分かりやすいでしょう。「体を左右に分ける、体の中央を縦に真っ直ぐ通る線」と、「体を上下に分ける、ウエストのくびれの線」で体を区切ります。リンパ液は、それぞれの区分にあるリンパ節に向かって流れていきます。

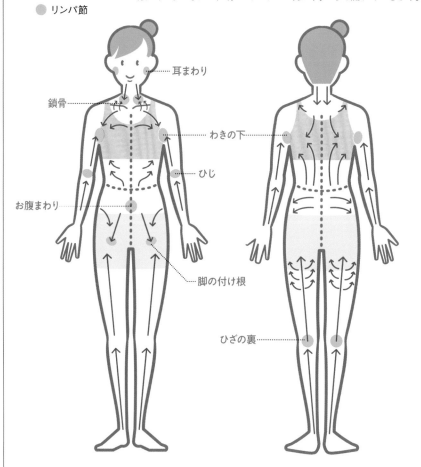

→ マッサージの向き
● リンパ節

耳まわり
鎖骨
わきの下
ひじ
お腹まわり
脚の付け根
ひざの裏

36

顔

本来、顔のリンパは前頭部から首へと下に向かって流れますが、本書では、皮膚の垂れ下がり防止のために軽く引き上げながらマッサージすることをおすすめしています。顔の表層にあるリンパ管は網目状につながっており、内側から外側へと軽く皮膚をさするだけでもリンパ液をリンパ節へと流すことが可能です。

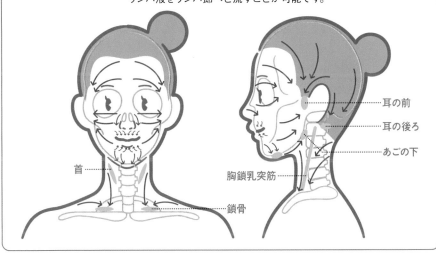

耳の前
耳の後ろ
あごの下
首
胸鎖乳突筋
鎖骨

COLUMN 体内最大のリンパ節「乳び槽」

お腹の深部には、「乳び槽」という、リンパ管が太くなったリンパ節よりも大きい「リンパ液のタンク」のような部分があります（➡ P.23）。足からの老廃物を集めてきたリンパ液は、脚の付け根の鼠径リンパ節で浄化され、この「乳び槽」へと流れていきます。骨盤内や腸からのリンパもここに取りまとめられるため、腸の免疫や下半身のむくみへ対処する場合は、この乳び槽を活性化させることがとても重要。お腹を温める、軽くさする、腹式呼吸などで腹圧を高めるなどするのが効果的です。ため息をつくように脱力して息を吐くことで、乳び槽に溜まったリンパ液は上半身へと排出されていきます。

主要なリンパ節を刺激し、リンパを活性化させておく

リンパを全身に効率よく流すためには、リンパの合流点である主要なリンパ節の流れをよくしておくと効率的。お腹、首（鎖骨）、脚の付け根のリンパを活性化する事前準備を紹介します。

腹式呼吸

10 呼吸

ゆっくりとした深い呼吸でお腹の深部をじんわりと刺激。全身がゆるんで、リンパの活性が促されます。

Point

● 湯船につかってハーッとため息をつくように
　息を吐いてリラックスする

① 中脘の上に両手を重ねて当てる。

② 鼻から息を吸ってお腹を大きく膨らませ、
　両手を軽くお腹に押し当てる。

③ ため息のように息を吐いて、お腹の力を抜く。

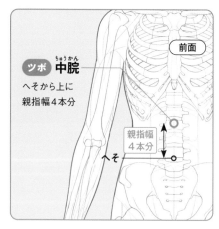

ツボ **中脘**

へそから上に
親指幅4本分

親指幅
4本分

へそ

前面

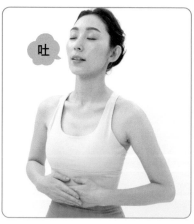

吐

首の活性

左右 各10秒

首のリンパの通りをよくし、老廃物の溜まりやすい鎖骨に向かってリンパの道すじをつくります。

Point
●鎖骨を軽くなでさするだけでも効果的

① 首を横に向けて、手をあごの下に当てる。

② 鎖骨に向かってなで下ろすようにさすり、リンパを流す。

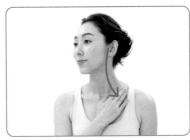
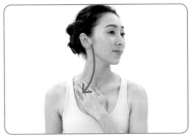

脚の付け根の活性

左右 各10秒

下半身のリンパが集まる脚の付け根のリンパ節を刺激。次に通過するお腹の深部のリンパ節へとスムーズにリンパを流します。

Point
●仰向け姿勢や立ち姿勢で行ってもよい
●リラックスできるやりやすい姿勢で行って

① 脚の付け根に両手を当てる。

② 円を描くようにさすり、リンパを流す。

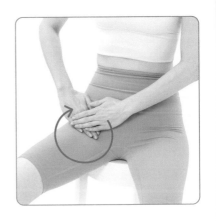

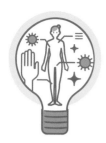

リンパマッサージを効かせるコツは？

ちょっとしたコツを意識するだけで、リンパマッサージの効果を最大限に引き出すことができます。行うタイミングや終わった後のひと工夫に注意を払うことで、美容や健康促進など、それぞれの目的に応じた結果が早く得られるように！

効かせるコツ！

体を温める

体が冷えているときは、なるべく体を温めてから始めましょう。軽い運動も有効。体が温まると筋肉もほぐれるので、血液やリンパの流れが促進されます。

リラックスして行う

力みや緊張があると、リンパはうまく流れません。腕力で流そうとするのもNG。ゆっくりとした呼吸を行い、リラックスできる姿勢と心地よい強さで行いましょう。

水分補給を行う

マッサージを行うと、水分代謝がよくなります。体から不要なものを排出しやすくするために、マッサージ後の水分補給は忘れずに行って。

睡眠をたっぷりとる

重力が分散し、静脈圧も低くなるため、横になるとリンパはよく流れます。リンパマッサージ後にしっかりと睡眠をとることで、循環をサポートします。

COLUMN　　**効いてるサイン？ マッサージ後の変化**

リンパマッサージをすると、体に溜まっていた老廃物が全身にめぐることで体調に変化を感じる人もいます。心地よい疲労感や眠気、汗や尿、便の量が増えるなど反応には個人差が。必ず起こるものではなく、あった場合も変化は数日で落ち着いてきます。長期的な変化では、疲れにくくなる、風邪をひきにくくなる、肌ツヤがよくなるなど体質改善を感じる人も。自身の体調をよく把握し、変化を見逃さないようにしましょう。

【 体調の変化の例 】

- 一時的に体がだるくなる
- よく眠れる
- 体が温まる
- 食事が美味しく感じる
- 尿や便の出がよくなる
- 鼻水が出たり鼻が詰まる

リンパのギモン #5

ツボ押しとの違いは？

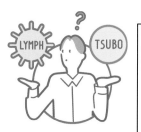

リンパマッサージとツボ押しは、どちらも体の表面に刺激を加えマッサージをすることで不調を改善するのが目的です。リンパマッサージは循環器系に働きかけ、ツボ押しは脳を介して自律神経を調整するメソッド。方法や考え方に以下のような違いがあります。

【 リンパマッサージとツボ押しの比較 】

	ツボ押し	リンパマッサージ
ルーツ	**東洋医学** 全身のバランスを整えることで健康を実現	**西洋医学** 病気の原因を取り除くことで病気を治す
アプローチする場所	ツボ、経絡	リンパ管、毛細血管
マッサージ方法	押す・もむ	さする・ずらす・タッピング
目的	経絡にエネルギー （気や血*1）を流す	リンパを流し、 余分な水分や老廃物を排出
主な効果	不定愁訴*2の緩和 痛みや疲れ、こりの解消 臓器の調子を整える	むくみ解消 代謝や免疫力アップ 美肌ダイエット

＊1 気や血…生命エネルギーや臓器に栄養を与える物質
＊2「原因がはっきりわからないけれど、なんとなく体調が悪い」といった状態のこと

COLUMN **リンパとツボを合わせて刺激し相乗効果！**

本書では、目的の症状に合わせてリンパマッサージとツボ押しを組み合わせたメニューを紹介しています。リンパの詰まりを取り除くことで体に溜まった余分な水分や老廃物の排出を促し、気血のめぐりをよくすることによって全身のバランスを調整。東洋医学と西洋医学両方の考え方と技術を組み合わせることで、自然治癒力を最大限に引き出し、体の深部から体調を整えていきましょう。

セルフマッサージに使うアイテムをチェック

専用アイテムや家にあるものを活用して、ツボ押しやリンパマッサージに役立てましょう。まず用意したいのは化粧水や乳液、ハンドクリームなどの保湿剤です。これらは使い慣れたものを用意すればOK。事前準備として手を湿らせておくことで肌との密着度を高めたり、手のすべりをよくしたりと肌のコンディションを整えるのに役立ちます。リラックスを促すアロマオイルを用意して香りを楽しみながらマッサージを行うのもおすすめ。その日の気分や調子に合わせてチョイスするとよいでしょう。

ツボ刺激 をサポート

背中や腰、おしりなど自分の手で押しにくい部位を刺激したいときに便利。
また、爪が長い、怪我をして力が入りにくいなど指が使えないときにも。

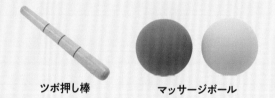

ツボ押し棒　　　　　マッサージボール

リラックス姿勢 をサポート

ツボ押しもリンパマッサージもリラックスした姿勢で行うことがとても大切。
余計な力が入らないよう、腕や脚の高さを調整しましょう。

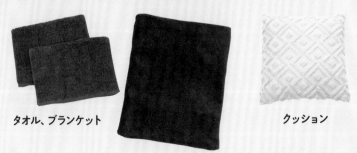

タオル、ブランケット　　　　　クッション

症状別
ツボ＆リンパ
マッサージ

頭皮のむくみ、こり

準備 | 腹式呼吸 ➡ P.38　首の活性 ➡ P.39

1 耳まわりの皮膚をずらす

前回し・後ろ回し 各10回

人差し指と中指で耳をはさむようにして両手を顔の側面に当てる。ゆっくり円を描くように手を動かして皮膚をずらし、耳まわりをほぐす。

Point
手と頭の皮膚を密着させ、皮膚をずらす

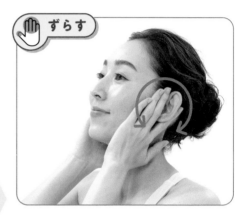
ずらす

2 頭頂のツボを刺激する

5回

両手の中指を百会に重ねて当て、ゆっくりと力をかけて3秒ほど押す。

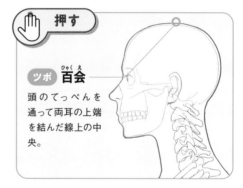
押す

ツボ 百会
頭のてっぺんを通って両耳の上端を結んだ線上の中央。

3 前頭部のツボ周辺をもみほぐす

10秒

両手の指先で、上星周辺をもみほぐす。

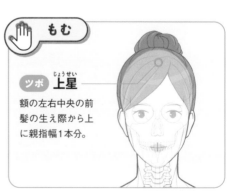
もむ

ツボ 上星
額の左右中央の前髪の生え際から上に親指幅1本分。

頭部の血行が悪くなると、頭皮のむくみやこりを引き起こします。睡眠不足や目の酷使、歯の食いしばりなどの生活習慣が原因になることも。頭部と顔のリンパの流れる方向（➡ P.37）をイメージして、リンパを流しましょう。

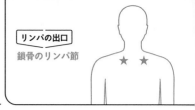

リンパの出口
鎖骨のリンパ節

4 頭皮をずらす

① 両手を前髪の生え際に当て、頭皮を前後に動かすようにして皮膚をずらし、リンパを流す。

10秒

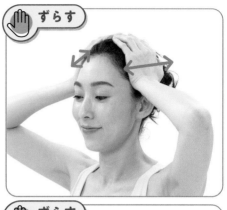

ずらす

② 両手を側頭部に当て、頭皮を前後に動かすようにして皮膚をずらし、リンパを流す。

10秒

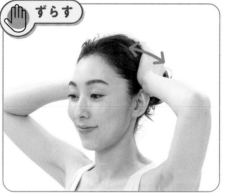

ずらす

Point
手と頭の皮膚を密着させ、皮膚をずらす。髪の中に指を入れるとより効果的

5 頭と首をさする

10秒

側頭部、首の後ろ、首の前を通って鎖骨に向かってさすり、リンパを流す。

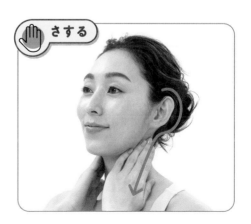

さする

顔のむくみ

準備 | 腹式呼吸 ➡ P.38　首の活性 ➡ P.39

1 顔のツボを刺激する

各ツボ **5回**

陽白 ・ 太陽* ・ 耳門 ・ 承漿 ・ 四白
の順に、両手の中指をそれぞれ左
右のツボ（承漿のみ中央に1つ）に
当て、ゆっくりと力をかけて3秒ほ
ど押す。

＊14経絡に属さず単独で存在し、特定
　の疾患に対して特別な効果があるツボ
　（奇穴 ➡ P.28）

Point
> 頭の重みを利用して刺激する。
> 最後に「四白」を押すことで、
> 肌に張りを出す

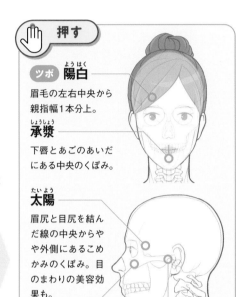

押す

ツボ 陽白
眉毛の左右中央から
親指幅1本分上。

承漿
下唇とあごのあいだ
にある中央のくぼみ。

太陽
眉尻と目尻を結ん
だ線の中央からや
や外側にあるこめ
かみのくぼみ。目
のまわりの美容効
果も。

四白
瞳の下にある骨の縁
から親指幅1本分下。

耳門
耳の穴のすぐ前にある
出っ張りの付け根。

2 耳まわりの 皮膚をずらす

前回し・後ろ回し **各10回**

人差し指と中指で耳をはさむよう
にして両手を顔の側面に当てる。
ゆっくり円を描くように手を動かし
て皮膚をずらし、耳まわりをほぐす。

Point
> 手と頭の皮膚を密着させ、
> 皮膚をずらす

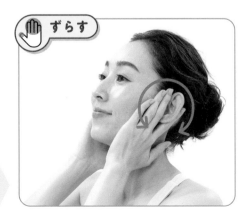

ずらす

顔のツボをじっくりと刺激し、最後に顔をなでるようにさすってリンパの流れを促しましょう。リンパマッサージをする際には、手にオイルやクリームをつけるのもおすすめ。皮膚をほどよくとらえながらすべらせることができます。

3 あごをさする

10秒

両手の先をあご先に当てる。あごの下から耳の下に向かってなでさすり、リンパを流す。

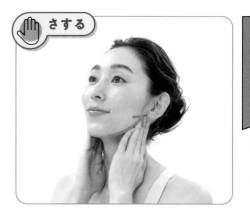

さする

4 顔をさする

① 口をおおうように両手を顔に当てる。耳の前までなでさすり、顔の下半分のリンパを耳まで流す。

10秒

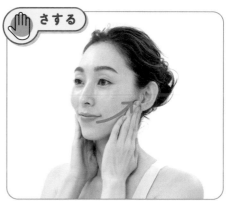

さする

② 目をおおうように両手を顔に当てる。耳の前までなでさすり、顔の上半分のリンパを耳まで流す。

10秒

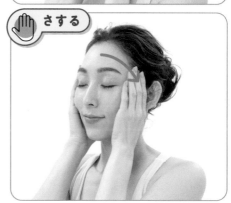

さする

上半身のむくみ

準備 | 腹式呼吸 ➡ P.38　首の活性 ➡ P.39

1 肩を回す

前回し・後ろ回し 各**10**回

両手の指先を鎖骨に当て、ひじで
大きな円を描くようにして肩を回す。

Point
鎖骨が上下するように
大きく肩を動かす

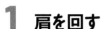
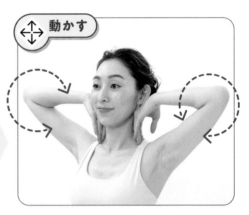

動かす

2 みぞおちのツボを　もみほぐす

10秒

両手の４指で巨闕周辺のみぞおち
を押しもむ。

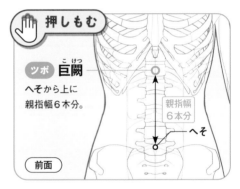

押しもむ

ツボ 巨闕（こけつ）

へそから上に
親指幅６本分。

親指幅
6本分

へそ

前面

3 わきのツボを　もみほぐす

左右 各**10**秒

４指で極泉周辺のわきの下を押し
もむ。

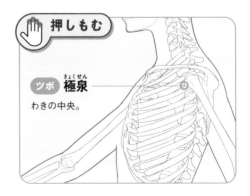

押しもむ

ツボ 極泉（きょくせん）

わきの中央。

肋骨の最下部より上の部分については、わきのリンパ節へ
向かってリンパを流していきます。わきの下の押しもみは
血流がとてもよく促されるため、低血圧気味の人は壁にも
たれるなどしてふらつかないように注意して行いましょう。

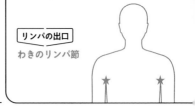

リンパの出口
わきのリンパ節

むくみ・張り

上半身のむくみ

4 わきをさする

左右 各10秒

上腕から胸の方に向かってわきの
下をさすり、リンパを流す。

さする

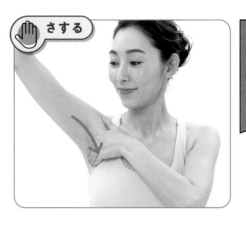

5 体側をさする

① 体の側面の肋骨下からわきに
向かって体側をさすり上げ、リ
ンパを流す。

左右 各10秒

さする

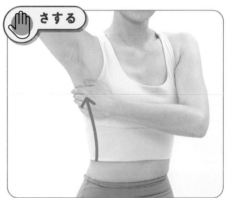

② 振り返りながら上半身を前に
ひねるようにして、両手でみぞ
おちの肋骨下から体側に向か
ってなでさすり、リンパを流す。

左右 各10秒

さする

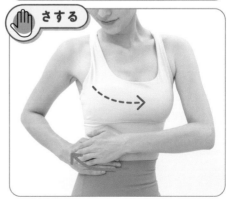

上腕のむくみ、張り

準備 | 腹式呼吸 ➡ P.38　首の活性 ➡ P.39

1 肩を回す

前回し・後ろ回し 各**10**回

両手の指先を鎖骨に当て、ひじで
大きな円を描くようにして肩を回す。

Point
鎖骨が上下するように
大きく肩を動かす

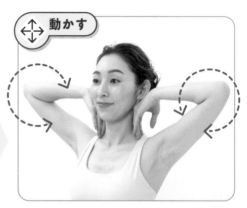

動かす

2 わきをさする

左右 各**10**秒

上腕から胸の方に向かってわきの
下をさすり、リンパを流す。

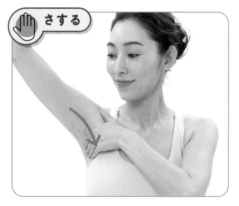

さする

3 わきのツボを
もみほぐす

左右 各**10**秒

4指で極泉周辺のわきの下を押し
もむ。

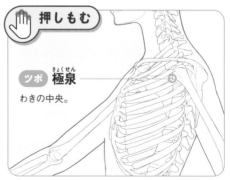

押しもむ

ツボ **極泉**
きょくせん

わきの中央。

表側にある上腕二頭筋と裏側にある上腕三頭筋が対となり、同時に反対の動きを行う上腕。スマホ姿勢などで中途半端に両方の筋肉が働いてしまうことで、強張りが生じやすい部位です。表側と裏側をまんべんなくほぐして。

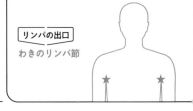

リンパの出口
わきのリンパ節

4 上腕を刺激し、前腕を回す

右回し・左回し 左右 各5回

手のひらを顔に向けるようにひじを曲げ、上腕の中央上側に4指、下側に親指を当てる。上下からはさむように上腕を圧迫し、ひじを支点に前腕を回す。

Point
テーブルやクッションなどにひじを置いても

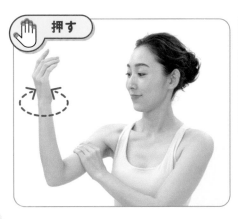

押す

5 上腕をさする

① ひじからわきまで上腕の外側をなでさすり、リンパを流す。

左右 各10秒

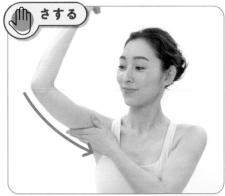

さする

② ひじ内側からわきまで上腕の内側をなでさすり、リンパを流す。

左右 各10秒

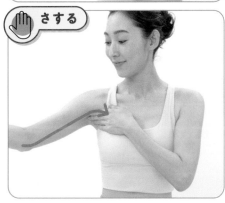

さする

前腕のむくみ、張り

準備 | 腹式呼吸 ➡ P.38　首の活性 ➡ P.39

1 ひじの内側のツボを刺激する

左右 各5回

曲沢に親指、尺沢に人差し指を当て、つまむようにゆっくりと力をかけて3秒ほど押す。

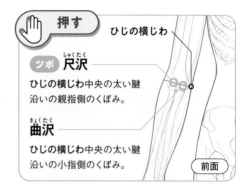

押す

ひじの横じわ

ツボ 尺沢（しゃくたく）
ひじの横じわ中央の太い腱沿いの親指側のくぼみ。

曲沢（きょくたく）
ひじの横じわ中央の太い腱沿いの小指側のくぼみ。

前面

2 ひじの内側をさする

左右 各10秒

ひじの内側を下から上へさすり上げ、リンパを流す。

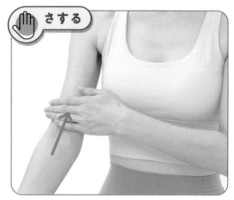

さする

3 前腕をさする

① 手の甲に手を当てる。ひじの内側に向かってさすり上げ、リンパを流す。

左右 各10秒

Point
さすられる腕を外側に
ひねりながら行う

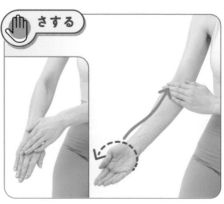

さする

わきへのリンパの通り道である上腕のマッサージ（➡ P.50）を事前に行っておくと、リンパがより流れやすくなるのでおすすめです。腕がラクになるように、台やクッションの上に前腕を置いてリラックスして行ってもよいでしょう。

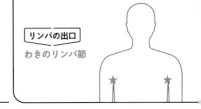

リンパの出口

わきのリンパ節

② 手のひらの付け根に手を当てる。ひじの内側に向かってさすり上げ、リンパを流す。

左右 各 **10** 秒

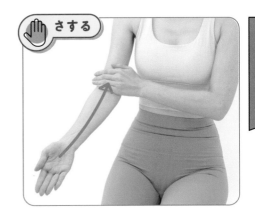

さする

4 腕全体をさする

① 手首の甲側に手を当てる。前腕から上腕、わきまで腕の外側をさすり上げてリンパを流す。

左右 各 **10** 秒

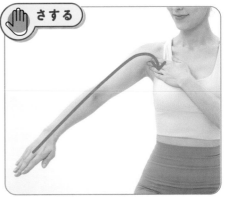

さする

② 手首の手のひら側に手を当てる。前腕から上腕、わきまで腕の内側をさすり上げてリンパを流す。

左右 各 **10** 秒

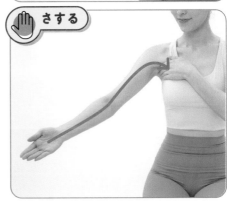

さする

手指のむくみ

準備 | 腹式呼吸 ➡ P.38　首の活性 ➡ P.39

1 手首のツボを刺激する

左右 各10秒

大陵に親指、陽池に中指を当て、手首をはさむように押しながら手を開いたり閉じたりする。

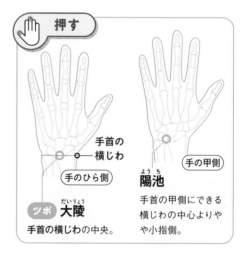

押す

手首の横じわ

手のひら側

手の甲側

ツボ 大陵（だいりょう）
手首の横じわの中央。

陽池（ようち）
手首の甲側にできる横じわの中心よりやや小指側。

2 手のひらを圧迫する

左右 各5回

手のひらの親指の付け根のふくらみを反対の手の親指で圧迫する。小指側に向かって押し出すように動かし、手の甲に向かってリンパを流す。

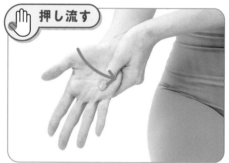

押し流す

3 指をさする

左右 各指5秒

親指と人差し指で指先をはさんで付け根までさすり、リンパを流す。

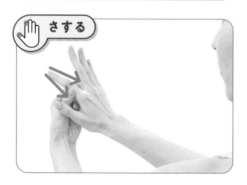

さする

脚は夕方むくむ人が多いのに比べ、腕や手は朝にむくむこ
とも多い部位。腕を圧迫しない寝姿勢を心がけるのが予
防策です。スマホやマウスの使い過ぎにも注意して。手の
マッサージには、オイルやクリームを使うのもおすすめ。

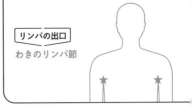

4 手の甲をさする

左右 各 **10**秒

手の甲を指先から手首までさすり、
リンパを流す。

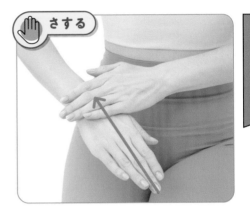

5 腕全体をさする

① 手首の甲側に手を当てる。前
　腕から上腕、わきまで腕の外
　側をさすり上げてリンパを流す。

左右 各 **10**秒

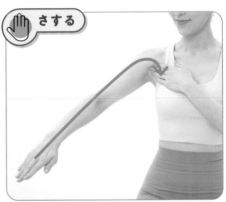

② 手首の手のひら側に手を当て
　る。前腕から上腕、わきまで
　腕の内側をさすり上げてリン
　パを流す。

左右 各 **10**秒

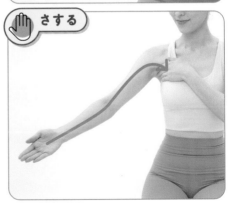

太もものむくみ

準備 | 腹式呼吸 ➡ P.38　脚の付け根の活性 ➡ P.39

1 太ももの内側のツボを刺激する

左右 各5回

こぶしを箕門（きもん）に当てる。脚を内側に倒すようにして手と脚で押し合い、3秒ほどツボを刺激する。

Point

こぶしの第2関節をツボに当てる

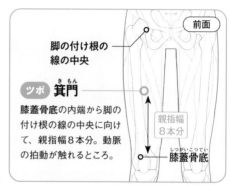

前面

脚の付け根の線の中央

ツボ 箕門（きもん）

膝蓋骨底の内端から脚の付け根の線の中央に向けて、親指幅8本分。動脈の拍動が触れるところ。

親指幅8本分

膝蓋骨底（しつがいこつてい）

押す

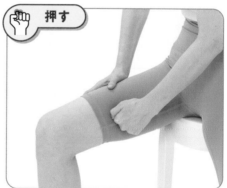

2 太ももをさする

①②③ 各10秒×左右

① 両手でおしりから太ももの内側に向かってさすり、リンパを流す。

さする

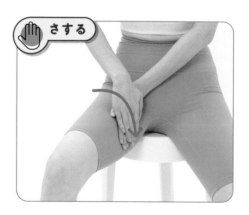

太ももの内側が硬いと脚の付け根にリンパが流れにくくなります。太もものむくみや血行不良が気になる場合は、太ももの内側を重点的にほぐしましょう。腰痛の人も内ももが強張りやすいため、よくほぐすことをおすすめします。

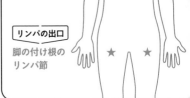

リンパの出口
脚の付け根の
リンパ節

② 太ももの中部外側から太ももの内側に向かってさすり、リンパを流す。

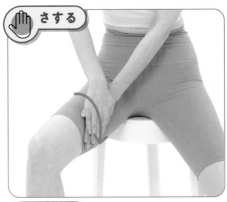

さする

③ 太ももの下部外側から太ももの内側に向かってさすり、リンパを流す。

Point

太ももを上部・中部・下部の
3か所に分けて、内側へとさする

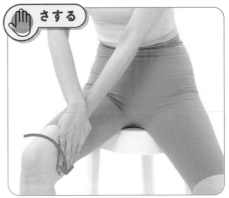

さする

3 太ももの内側をさする

左右 各5秒

両手でひざの内側から脚の付け根に向かって太ももの内側をさすり上げ、リンパを流す。

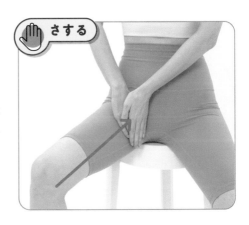

さする

太ももの張り、疲れ

準備 | 腹式呼吸 ➡ P.38　脚の付け根の活性 ➡ P.39

1 太もものツボを刺激する

① こぶしを箕門に当てる。脚を内側に倒すようにして手と脚で押し合い、3秒ほどツボを刺激する。

左右 各5回

Point
こぶしの第2関節をツボに当てる

② 両手の中指を殷門に当て、手と脚で押し合いながらゆっくりと力をかけて3秒ほど押す。

左右 各5回

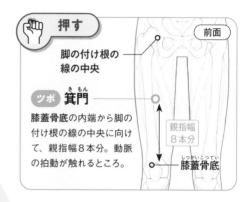

押す　前面
脚の付け根の線の中央

ツボ 箕門
膝蓋骨底の内端から脚の付け根の線の中央に向けて、親指幅8本分。動脈の拍動が触れるところ。

親指幅8本分

膝蓋骨底

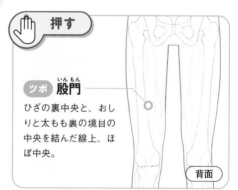

押す

ツボ 殷門
ひざの裏中央と、おしりと太もも裏の境目の中央を結んだ線上、ほぼ中央。

背面

2 股関節のツボを刺激する

5回

両手の親指をそれぞれ左右の環跳に当て、ゆっくりと力をかけて3秒ほど押す。

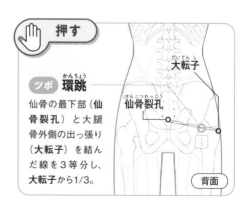

押す

ツボ 環跳
仙骨の最下部（仙骨裂孔）と大腿骨外側の出っ張り（大転子）を結んだ線を3等分し、大転子から1/3。

大転子

仙骨裂孔

背面

使い過ぎなどで、太ももの外側に張りや疲労感を覚えたときにおすすめのマッサージ方法です。骨盤からすねの骨にかけて太ももの外側に存在する大きな靭帯（腸脛靭帯）や股関節の前外側にある筋肉（大腿筋膜張筋）が硬い人向け。

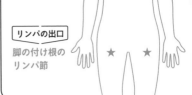

リンパの出口
脚の付け根の
リンパ節

3 太ももをさする

① 両手でおしりから太ももの内側に向かってさすり、リンパを流す。

左右 各5秒

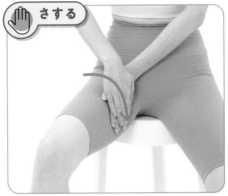

さする

② 両手でひざの裏からおしりに向かってさすり、リンパを流す。

左右 各5秒

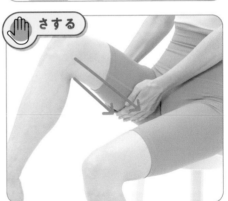

さする

③ 両手でひざの内側から脚の付け根に向かって太ももの内側をさすり上げ、リンパを流す。

左右 各5秒

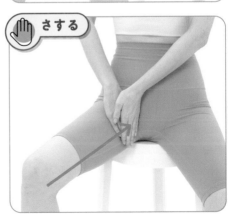

さする

ひざのむくみ

準備 | 腹式呼吸 ➡ P.38 　脚の付け根の活性 ➡ P.39

1 ひざの裏のツボを刺激する

左右 各 **10秒**

両手の中指を委中に押し当て、足先を上げ下げしてツボを刺激する。

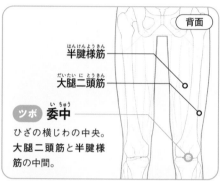

背面

半腱様筋（はんけんようきん）

大腿二頭筋（だいたいにとうきん）

ツボ 委中（いちゅう）

ひざの横じわの中央。大腿二頭筋と半腱様筋の中間。

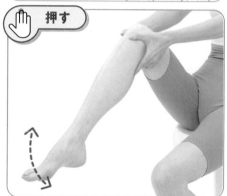

押す

2 ひざの内側のツボを刺激する

左右 各 **10回**

親指を陰谷に当て、ゆっくりと力をかけて3秒ほど押す。

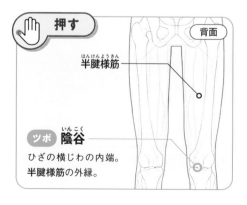

押す

背面

半腱様筋（はんけんようきん）

ツボ 陰谷（いんこく）

ひざの横じわの内端。半腱様筋の外縁。

ひざの裏には「膝窩リンパ節」と呼ばれるリンパ節があり、ひざ裏は下半身の末端である足から戻るリンパが最初に通過するリンパ節。まずしっかりとこの部分の緊張をゆるめ、重力で滞りがちなリンパを脚の付け根へと流しましょう。

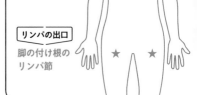

リンパの出口
脚の付け根の
リンパ節

3 ひざの裏をさする

左右 各10秒

両手で下から上へ向かってひざの裏をさすり、リンパを流す。

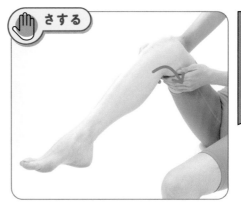

さする

4 ひざのまわりをさする

左右 各10秒

両手で下から上へひざ頭の左右をさすり上げ、リンパを流す。

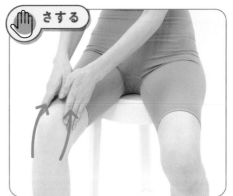

さする

5 太ももの内側をさする

左右 各5秒

両手でひざの内側から脚の付け根に向かって太ももの内側をさすり上げ、リンパを流す。

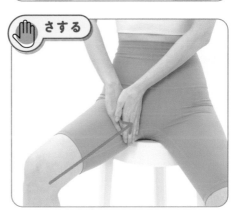

さする

ひざから下のむくみ

準備 │ 腹式呼吸 ➡ P.38　脚の付け根の活性 ➡ P.39

1 ひざの裏のツボを刺激する

左右 各**10**回

両手の中指を委中に押し当て、ゆっくりと力をかけて3秒ほど押す。

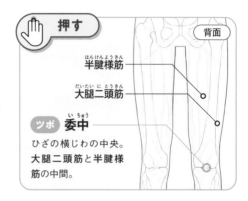

押す　　　　　背面

半腱様筋（はんけんようきん）

大腿二頭筋（だいたいにとうきん）

ツボ　**委中**（いちゅう）

ひざの横じわの中央。大腿二頭筋と半腱様筋の中間。

2 ひざの裏をさする

左右 各**10**秒

両手で下から上へ向かってひざの裏をさすり、リンパを流す。

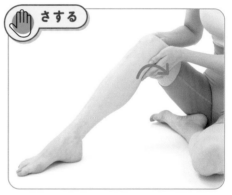

さする

3 ひざのまわりをさする

左右 各**10**秒

両手で下から上へひざ頭の左右をさすり上げ、リンパを流す。

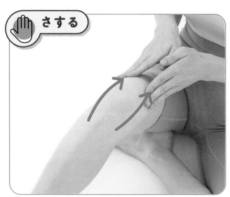

さする

ひざから下のむくみが気になるときは、床に座ったり脚を台に乗せたりして、できるだけ脚を下に下げないような姿勢でマッサージを行いましょう。むくみは骨際に溜まりやすいため、骨を意識して脚をさすると効果が高まります。

4 ひざから下をさする

①② 各10秒×左右

① すねの上半分に両手を当てる。ひざ裏に向かってさすり、リンパを流す。

さする

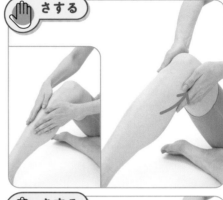

② すねの下半分に両手を当てる。ひざ裏に向かってさすり、リンパを流す。

さする

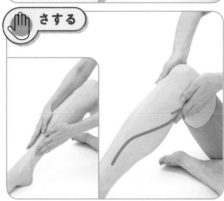

5 ふくらはぎをさする

左右 各10秒

両手で足首周辺のアキレス腱の上からひざ裏に向かってふくらはぎをさすり上げ、リンパを流す。

さする

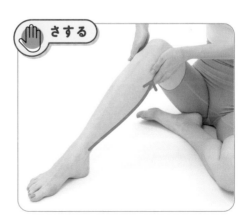

63

ひざから下の張り、疲れ

準備 | 腹式呼吸 ➡ P.38　脚の付け根の活性 ➡ P.39

1 ひざの裏のツボを刺激する

左右 各**10**回

両手の中指を委中に押し当て、ゆっくりと力をかけて3秒ほど押す。

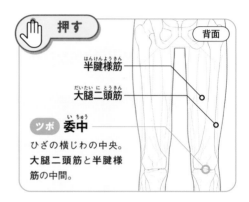

押す

背面

半腱様筋（はんけんようきん）

大腿二頭筋（だいたいにとうきん）

ツボ 委中（いちゅう）

ひざの横じわの中央。大腿二頭筋と半腱様筋の中間。

2 すねのツボ周辺をほぐす

① 親指以外の4指を豊隆周辺に押し当て、足首を回してツボを刺激する。

右回し・左回し 左右 各**5**回

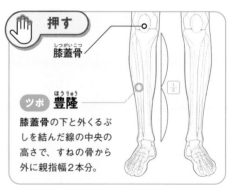

押す

膝蓋骨（しつがいこつ）

ツボ 豊隆（ほうりゅう）

膝蓋骨の下と外くるぶしを結んだ線の中央の高さで、すねの骨から外に親指幅2本分。

② 親指以外の4指を地機周辺に押し当て、足首を回してツボを刺激する。

右回し・左回し 左右 各**5**回

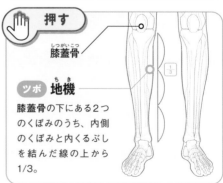

押す

膝蓋骨（しつがいこつ）

ツボ 地機（ちき）

膝蓋骨の下にある2つのくぼみのうち、内側のくぼみと内くるぶしを結んだ線の上から1/3。

脚の使い過ぎによるひざから下の張りや疲れには、頭から足の先まで連なる膀胱経（→ P.14）の経絡のもみほぐしが有効。下記のツボ以外にもこりを強く感じる部分があれば、骨際を意識してその周辺をもみほぐすとよいでしょう。

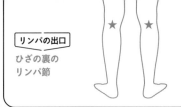

リンパの出口
ひざの裏の
リンパ節

3 ひざから下をさする

①② 各10秒×左右

① すねの上半分に両手を当てる。ひざ裏に向かってさすり、リンパを流す。

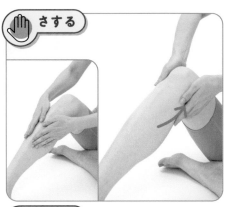

さする

② すねの下半分に両手を当てる。ひざ裏に向かってさすり、リンパを流す。

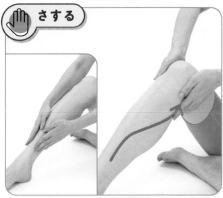

さする

4 ふくらはぎをさする

左右 各10秒

両手で足首周辺のアキレス腱の上からひざ裏に向かってふくらはぎをさすり上げ、リンパを流す。

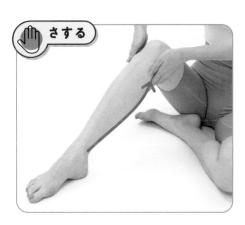

さする

ふくらはぎの痛み、張り

準備 | 腹式呼吸 ➡ P.38 　脚の付け根の活性 ➡ P.39

1 ひざの裏のツボを刺激する

左右 各5回

両手の中指を委中に押し当て、ゆっくりと力をかけて3秒ほど押す。

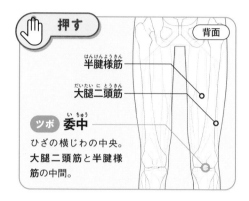

押す

背面

半腱様筋（はんけんようきん）

大腿二頭筋（だいたいにとうきん）

ツボ 委中（いちゅう）

ひざの横じわの中央。大腿二頭筋と半腱様筋の中間。

2 ふくらはぎのツボを刺激する

左右 各5回

両手の親指を承筋（しょうきん）・承山（しょうざん）にそれぞれ当てる。ゆっくりと力をかけて3秒ほど押す。

Point

さらに強い刺激を加えたい場合は、足首を回す

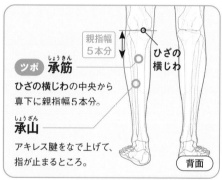

親指幅5本分

ツボ 承筋（しょうきん）

ひざの横じわの中央から真下に親指幅5本分。

ひざの横じわ

承山（しょうざん）

アキレス腱をなで上げて、指が止まるところ。

背面

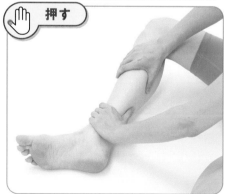

押す

ふくらはぎを構成する腓腹筋とヒラメ筋をほぐしましょう。骨に付着する筋肉の両端をほぐすと筋肉は脱力しやすくなるので、腓腹筋とヒラメ筋の上端であるひざ裏周辺や、下端であるくるぶし周辺を刺激するのが効果的です。

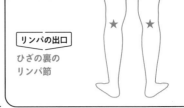

リンパの出口

ひざの裏の
リンパ節

3 くるぶし周辺の ツボを刺激する

左右 各5回

太谿に親指、崑崙に人差し指を当てる。はさむようにゆっくりと力をかけて3秒ほど押す。

Point

アキレス腱をつまみ上げるように

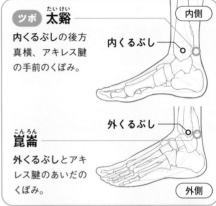

ツボ 太谿

内くるぶしの後方真横、アキレス腱の手前のくぼみ。

内くるぶし

外くるぶし

崑崙

外くるぶしとアキレス腱のあいだのくぼみ。

内側

外側

押す

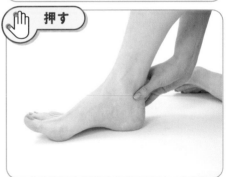

4 ふくらはぎをさする

左右 各10秒

両手で足首周辺のアキレス腱の上からひざ裏に向かってふくらはぎをさすり上げ、リンパを流す。

さする

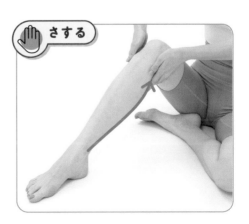

すねの痛み、張り

準備 | 腹式呼吸 ➡ P.38　脚の付け根の活性 ➡ P.39

1 ひざの裏のツボを刺激する

左右 各5回

両手の中指を委中に押し当て、ゆっくりと力をかけて3秒ほど押す。

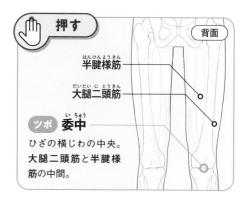

押す　背面

半腱様筋（はんけんようきん）

大腿二頭筋（だいたいにとうきん）

ツボ **委中**（いちゅう）

ひざの横じわの中央。大腿二頭筋と半腱様筋の中間。

2 ひざ周辺のツボを刺激する

① 両手の親指を陰陵線（いんりょうせん）に押し当て、かかとを支点に足先を回してツボを刺激する。

右回し・左回し 左右 各5回

Point

脚を少し内側に倒し、手と脚で押し合うようにすると刺激が増す。こりを感じるところを指先で探して押すとよい

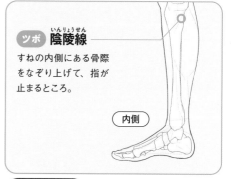

ツボ **陰陵線**（いんりょうせん）

すねの内側にある骨際をなぞり上げて、指が止まるところ。

内側

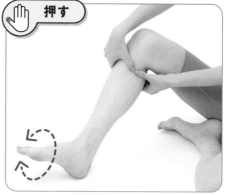

押す

68

すねの骨際を意識してツボ押しやマッサージをしましょう。むくみが気になるときは、骨際を強めに押し込むようにしてリンパを流すと張りや重さが解消されます。ひざ下のラインがスッキリ見えることで脚が細く見える効果も。

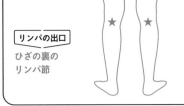

リンパの出口
ひざの裏の
リンパ節

② 両手の親指を足の三里に押し当て、かかとを支点に足先を回してツボを刺激する。

右回し・左回し 左右 各5回

Point
こりを感じるところを
指先で探して押すとよい

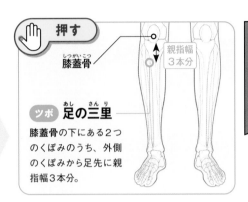

押す

膝蓋骨

親指幅
3本分

ツボ 足の三里

膝蓋骨の下にある2つのくぼみのうち、外側のくぼみから足先に親指幅3本分。

3 ひざの下をさする

左右 各10秒

すねの上半分に両手を当てる。ひざ裏に向かってさすり、リンパを流す。

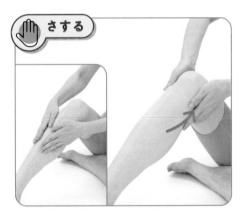

さする

4 ふくらはぎをさする

左右 各10秒

両手で足首周辺のアキレス腱の上からひざ裏に向かってふくらはぎをさすり上げ、リンパを流す。

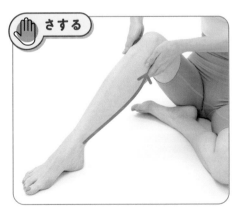

さする

69

足裏の張り、疲れ

準備 | 腹式呼吸 ➡ P.38　脚の付け根の活性 ➡ P.39

1 足裏のツボを刺激する

左右 各10秒

両手の親指で湧泉を押し当て、足の指を開いたり閉じたりしてツボを刺激する。

Point

足を両手でしっかりホールドする

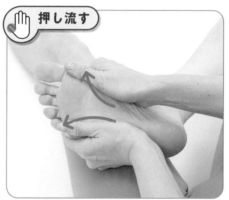

押す

ツボ **湧泉（ゆうせん）**

足の裏の最もへこむところ。土踏まずから足の第3指に向かって指をすべらせ、指が止まる部分。

足裏

2 足裏を圧迫する

①②③ 各10秒×左右

① 両手の親指を1の湧泉に当て、圧迫しながら外側に向かってリンパを押し流す。まず、足の中央から第1指と第5指の付け根に向かって斜め上に。

押し流す

② 次に、湧泉から真横に向かってリンパを押し流す。

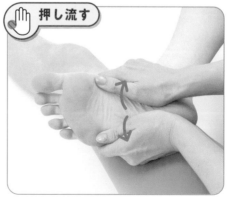

押し流す

靴を自分に合ったものに変えたり、インソールを使ったりすることも足裏のトラブルの解決策の1つ。姿勢を正しく改善することで、足にかかる負担の大きさも変わります。足裏のマッサージには、オイルやクリームを使っても。

③ 最後は、湧泉からかかとの外側に向かって斜め下にリンパを押し流す。

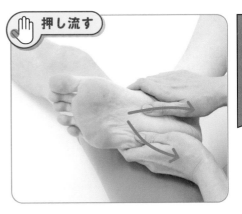

押し流す

3 足の甲をさする

左右 各10秒

両手で足の指の付け根から足首に向かって甲をさすり、リンパを流す。

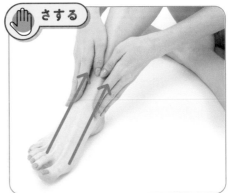

さする

4 ふくらはぎをさする

左右 各10秒

両手で足首周辺のアキレス腱の上からひざ裏に向かってふくらはぎをさすり上げ、リンパを流す。

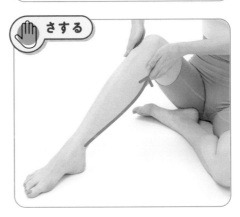

さする

全身のむくみ

1 首をさする

左右 各 **10**秒

首を横に向けて手をあごの下に当てる。鎖骨に向かってなで下ろすようにさすり、リンパを流す。

Point
首のリンパを活性化させる

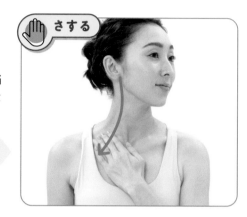

さする

2 肩を回す

前回し・後ろ回し 各 **10**回

両手の指先を鎖骨に当て、ひじで大きな円を描くようにして肩を回す。

Point
鎖骨が上下するように
大きく肩を動かす

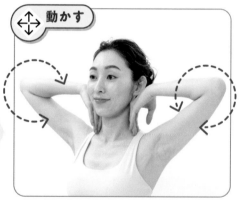

動かす

3 わきをさする

左右 各 **10**秒

上腕から胸の方に向かってわきの下をさすり、リンパを流す。

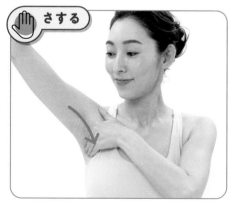

さする

首まわり、わき、脚の付け根、腹部深部の乳び槽（にゅうそう）など、全身のリンパを活性化させてめぐりをよくしましょう。運動や入浴で汗をかく習慣をつける、水分をしっかりととるなど生活習慣の改善も有効です。

全身のリンパを
活性化

※全身から運ばれたリンパ液は、最終的に鎖骨のリンパ節へ流れて、血液へと合流

4 脚の付け根をさする

左右 各10秒

脚の付け根に両手を当てる。円を描くようにさすり、リンパを流す。

Point

脚の付け根のリンパを
活性化させる

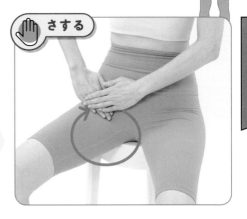

さする

5 腹式呼吸をする

① 両手を中脘（ちゅうかん）に当て、鼻から息を吸ってお腹を大きく膨らませる。腹圧が高まるタイミングで手を軽く押し下げ、ハーッと息を吐いて、お腹の力を抜く。

10呼吸

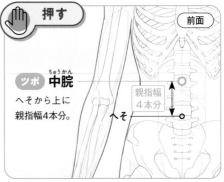

押す

前面

ツボ 中脘（ちゅうかん）

へそから上に
親指幅4本分。

親指幅
4本分

へそ

② 中脘を左右からはさむように両手を肋骨の下部に当て、鼻から息を吸ってお腹を大きく膨らませる。両手で軽く押さえながらハーッと息を吐いて、お腹の力を抜く。

10呼吸

Point

お風呂でリラックスしてため息をつくイメージで大きく息を吐く

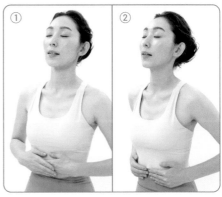

① ②

薄毛

準備 | 腹式呼吸 ⇒ P.38　首の活性 ⇒ P.39

1 頭頂のツボ周辺を押しもむ

10秒

両手の3指で百会周辺を押しもむ。

押しもむ

ツボ **百会**

頭のてっぺんを通って両耳の上端を結んだ線上の中央。

2 頭頂周辺の頭皮をずらす

10秒

両手の指を頭頂周辺に当てる。頭皮を前後に動かすようにして皮膚をずらし、リンパを流す。

Point
指先を髪の毛の中に入れ込むようにする

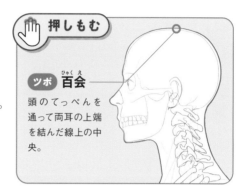

ずらす

3 頭皮をずらす

① 両手を前髪の生え際に当て、頭皮を前後に動かすようにして皮膚をずらし、リンパを流す。

10秒

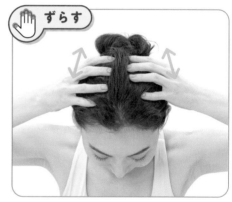

ずらす

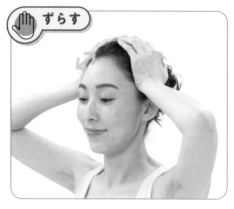

ずらす

頭皮に老廃物が溜まると毛根が圧迫され、髪をつくる毛母細胞に栄養が行き届きにくくなってしまいます。抜け毛や薄毛などの悩みには、美髪を育む土台づくりが大切。頭皮のマッサージを毎日の習慣にするのがおすすめです。

リンパの出口
耳の前後の
リンパ節

② 両手を側頭部に当て、頭皮を前後に動かすようにして皮膚をずらし、リンパを流す。

10秒

Point
手と頭の皮膚を密着させ、皮膚をずらす。髪の中に指を入れるとより効果的

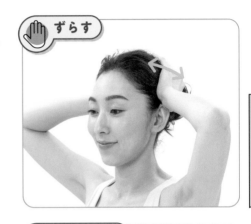
ずらす

4 頭皮をタッピングする

10秒

両手の3指のはらで、頭皮全体をトントンとタッチし、タッピングをする。

Point
こすらず、弾むように軽やかにタップする

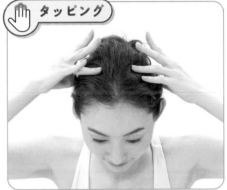
タッピング

5 耳まわりの皮膚をずらす

前回し・後ろ回し 各10回

人差し指と中指で耳をはさむようにして両手を顔の側面に当てる。ゆっくり円を描くように手を動かして皮膚をずらし、耳まわりをほぐす。

Point
手と頭の皮膚を密着させ、皮膚をずらす

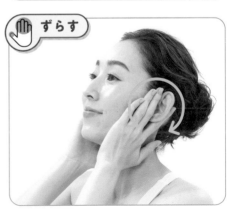
ずらす

髪や頭皮のトラブル

準備 | 腹式呼吸 ➡ P.38　首の活性 ➡ P.39

1 頭頂周辺のツボを刺激する

① 両手の中指を百会に重ねて当て、ゆっくりと力をかけて3秒ほど押す。

5回

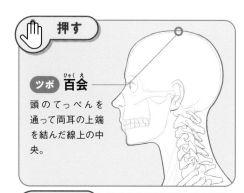

押す

ツボ 百会

頭のてっぺんを通って両耳の上端を結んだ線上の中央。

② 両手の中指をそれぞれ左右の通天に当て、ゆっくりと力をかけて3秒ほど押す。

5回

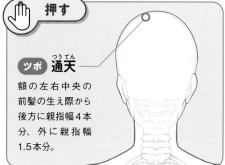

押す

ツボ 通天

額の左右中央の前髪の生え際から後方に親指幅4本分、外に親指幅1.5本分。

2 頭皮全体をもみほぐす

10秒

頭皮全体を触り、こりや硬さのあるところを重点的に両手の指先でもみほぐす。

Point
側頭部や前頭部が硬くなることが多い

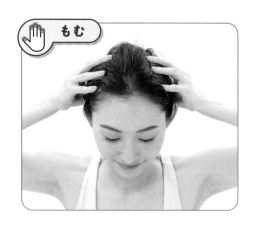

もむ

髪の張りやコシの減少、地肌がベタついたりカサカサしたりする頭皮環境の悪化などの悩みは、加齢により増加します。時間をかけてしっかりもみほぐして血流をよくすることで、頭皮のターンオーバーを正常に保ちましょう。

3 耳まわりの皮膚をずらす

前回し・後ろ回し 各10回

人差し指と中指で耳をはさむようにして両手を顔の側面に当てる。ゆっくり円を描くように手を動かして皮膚をずらし、耳まわりをほぐす。

Point
手と頭の皮膚を密着させ、皮膚をずらす

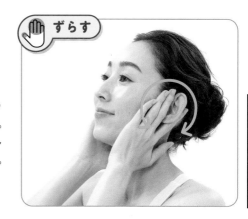

ずらす

4 頭皮をずらす

① 両手を前髪の生え際に当て、頭皮を前後に動かすようにして皮膚をずらし、リンパを流す。

10秒

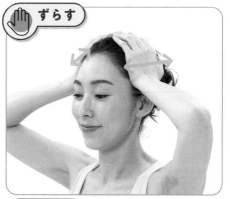

ずらす

② 両手を側頭部に当て、頭皮を前後に動かすようにして皮膚をずらし、リンパを流す。

10秒

Point
手と頭の皮膚を密着させ、皮膚をずらす。髪の中に指を入れるとより効果的

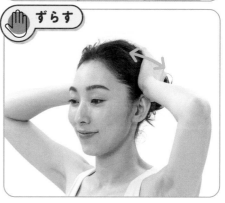

ずらす

美容

髪や頭皮のトラブル

肌の不調

準備 | 腹式呼吸 ➡ P.38　首の活性 ➡ P.39

1 顔のツボを刺激する

各ツボ 5回

陽白・太陽＊・耳門・承漿・四白
の順に、両手の中指をそれぞれ左
右のツボ（承漿のみ中央に1つ）に
当て、ゆっくりと力をかけて3秒ほ
ど押す。

＊14経絡に属さず単独で存在し、特定
　の疾患に対して特別な効果があるツボ
　（奇穴➡ P.28）

Point
　頭の重みを利用して刺激する。
　最後に「四白」を押すことで、
　肌に張りを出す

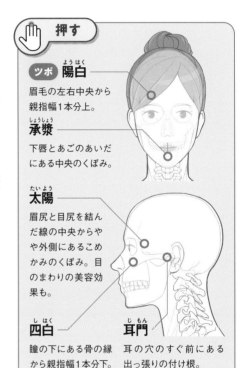

押す

ツボ 陽白

眉毛の左右中央から
親指幅1本分上。

承漿

下唇とあごのあいだ
にある中央のくぼみ。

太陽

眉尻と目尻を結ん
だ線の中央からや
や外側にあるこめ
かみのくぼみ。目
のまわりの美容効
果も。

四白

瞳の下にある骨の縁
から親指幅1本分下。

耳門

耳の穴のすぐ前にある
出っ張りの付け根。

2 耳まわりの
皮膚をずらす

前回し・後ろ回し 各10回

人差し指と中指で耳をはさむよう
にして両手を顔の側面に当てる。
ゆっくり円を描くように手を動かし
て皮膚をずらし、耳まわりをほぐす。

Point
　手と頭の皮膚を密着させ、
　皮膚をずらす

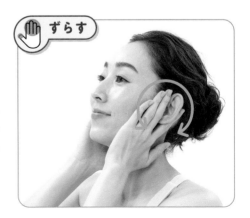

ずらす

肌の乾燥や強張り、ツヤ不足が気になるときは、顔をマッサージし肌のすみずみまで潤いと栄養を行き渡らせましょう。摩擦に注意してやさしく行うこと。最後に顔全体を冷たいタオルで冷やすと肌がシャキッとして張りがアップ！

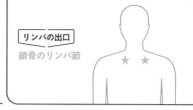

リンパの出口
鎖骨のリンパ節

3 顔をさする

上下 各10秒

口をおおうように両手を顔に当て、耳の前までなでさすり、顔の下半分のリンパを流す。次に目をおおうように両手を顔に当て、耳の前までなでさすり、顔の上半分のリンパを流す。

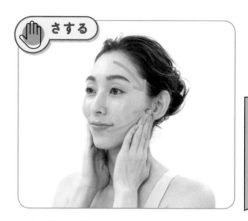

さする

4 鎖骨をさする

左右 各10秒

鎖骨周辺をさすり、リンパを流す。

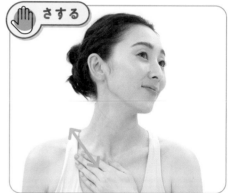

さする

5 顔全体をタッピングする

10秒

両手の指先のはらで、顔全体をトントンとタッチし、タッピングをする。

Point
こすらず、弾むように軽やかにタップする

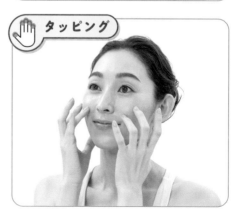

タッピング

額、眉間のしわ

準備 | 腹式呼吸 ➡ P.38　首の活性 ➡ P.39

1 眉毛周辺の ツボを刺激する

① 両手の中指をそれぞれ左右の
攢竹(さんちく)に当て、ゆっくりと力を
かけて3秒ほど押す。

5回

Point

頭の重みを利用して刺激する。
痛気持ちよい程度の力で行い、
眼球は触らない

② 両手の中指を印堂(いんどう)*に重ねて
当て、ゆっくりと力をかけて
3秒ほど押す。

5回

*14経絡に属さず単独で存在し、特定
の疾患に対して特別な効果があるツボ
（奇穴➡ P.28）

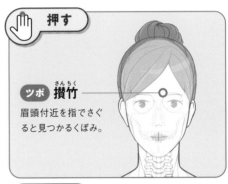

押す

ツボ 攢竹(さんちく)

眉頭付近を指でさぐ
ると見つかるくぼみ。

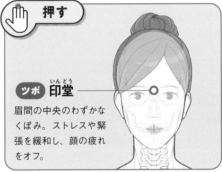

押す

ツボ 印堂(いんどう)

眉間の中央のわずかな
くぼみ。ストレスや緊
張を緩和し、顔の疲れ
をオフ。

2 眉間をさする

10秒

両手の人差し指で眉間を広げるよ
うに斜め上にさすり上げ、リンパを
流す。

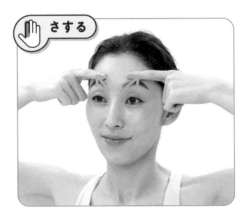

さする

まずは、自分の表情を鏡や写真などで確認し、表情癖を正すことが大事です。眉周辺は感情が出やすいところなので、穏やかな気持ちでマッサージを行いましょう。視力に問題がある場合もしわが寄りやすいので注意が必要です。

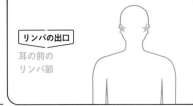

リンパの出口
耳の前の
リンパ節

3 額のツボを刺激する

5回

両手の中指をそれぞれ左右の陽白（ようはく）に当て、ゆっくりと力をかけて3秒ほど押す。

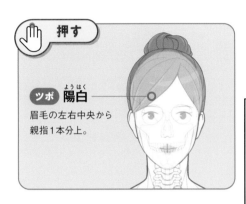

押す

ツボ 陽白（ようはく）
眉毛の左右中央から親指1本分上。

4 眉上をさする

① 両手の3指を眉毛に当てる。眉毛を上に引っ張り上げるようにさすり、リンパを流す。

10秒

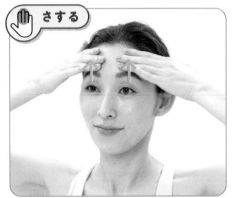

さする

② 両手の3指を眉頭に当てる。髪の生え際に向かって外側にさすり、リンパを流す。

10秒

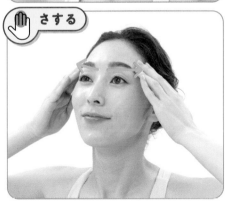

さする

81

目が開きにくい

準備｜腹式呼吸 ➡ P.38　首の活性 ➡ P.39

1 目のまわりのツボを刺激する

各ツボ 5回

攢竹・魚腰*・絲竹空・太陽*の順に、両手の中指をそれぞれ左右のツボに当て、ゆっくりと力をかけて3秒ほど押す。

*14経絡に属さず単独で存在し、特定の疾患に対して特別な効果があるツボ（奇穴➡ P.28）

Point

頭の重みを利用して刺激する。痛気持ちよい程度の力で行い、眼球は触らない

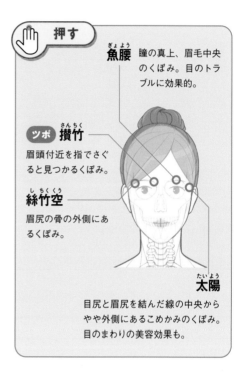

押す

魚腰 瞳の真上、眉毛中央のくぼみ。目のトラブルに効果的。

ツボ 攢竹 眉頭付近を指でさぐると見つかるくぼみ。

絲竹空 眉尻の骨の外側にあるくぼみ。

太陽 目尻と眉尻を結んだ線の中央からやや外側にあるこめかみのくぼみ。目のまわりの美容効果も。

2 後頭部のツボを刺激する

5回

両手の中指をそれぞれ左右の天柱に当て、ゆっくりと力をかけて3秒ほど押す。

Point

目に向かって押すイメージで

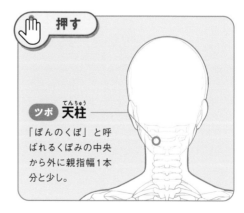

押す

ツボ 天柱 「ぼんのくぼ」と呼ばれるくぼみの中央から外に親指幅1本分と少し。

目を酷使し過ぎたり、首や肩の緊張状態が続いたりすると眼精疲労が蓄積。まぶたが重く開きにくくなるなど見た目にも影響を及ぼします。首こり（→ P.114）や肩こり（→ P.116）のマッサージを合わせて行うとよいでしょう。

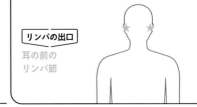

リンパの出口

耳の前の
リンパ節

3 頬のツボを刺激する

左右 各5回

中指の中央を巨髎の少し下に当てる。反対の手でゆっくりと力をかけて3秒ほど押し上げる。

Point
点ではなく面を意識して
頬骨を押し上げる

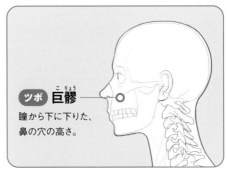

ツボ 巨髎

瞳から下に下りた、
鼻の穴の高さ。

押す

4 目の下をさする

10秒

両手の中指で目の下を内側から外側に向かってさすり、リンパを流す。

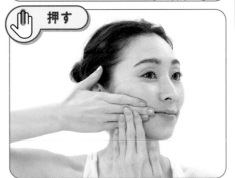

さする

5 こめかみのツボを刺激する

5回

仕上げに、1で押した左右の太陽に再度両手の中指をそれぞれ当て、ゆっくりと力をかけて3秒ほど押す。

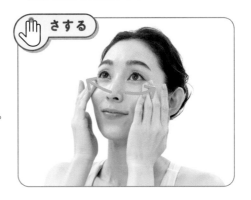

くま、くすみ

準備 | 腹式呼吸 ➡ P.38　首の活性 ➡ P.39

1 目のまわりのツボを刺激する

各ツボ 5回

攢竹（さんちく）・魚腰（ぎょよう）*・絲竹空（しちくくう）・太陽（たいよう）*の順に、両手の中指をそれぞれ左右のツボに当て、ゆっくりと力をかけて3秒ほど押す。

＊14経絡に属さず単独で存在し、特定の疾患に対して特別な効果があるツボ（奇穴➡ P.28）

Point
頭の重みを利用して刺激する。痛気持ちよい程度の力で行い、眼球は触らない

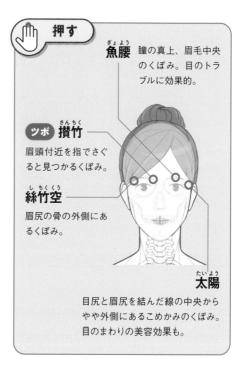

押す

魚腰（ぎょよう）
瞳の真上、眉毛中央のくぼみ。目のトラブルに効果的。

ツボ 攢竹（さんちく）
眉頭付近を指でさぐると見つかるくぼみ。

絲竹空（しちくくう）
眉尻の骨の外側にあるくぼみ。

太陽（たいよう）
目尻と眉尻を結んだ線の中央からやや外側にあるこめかみのくぼみ。目のまわりの美容効果も。

2 目の下のツボを刺激する

5回

両手の中指をそれぞれ左右の承泣（しょうきゅう）に当て、ゆっくりと力をかけて3秒ほど押す。

Point
眼球は触らない

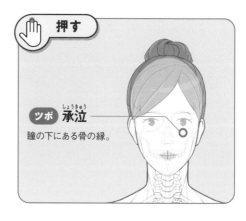

押す

ツボ 承泣（しょうきゅう）
瞳の下にある骨の縁。

目元の血のめぐりが悪くなり毛細血管が薄く透けた状態に
なる青色のくまやくすみ対策には、血行の改善が大切です。
目のまわりの皮膚は繊細なので、強く押したりこすったり
しないよう、注意してマッサージを行いましょう。

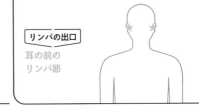

リンパの出口

耳の前の
リンパ節

3 目の下をゆらす

左右 各10秒

中指で内側から外側に向かって目
の下を連続で軽くタッチし、皮膚
をゆらして震わせる。

Point
　やさしく、軽く行う

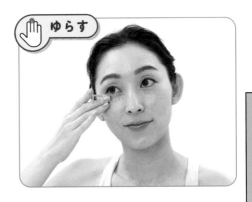

ゆらす

4 顔全体を タッピングする

10秒

両手の指先のはらで、顔全体をト
ントンとタッチし、タッピングをする。

Point
　こすらず、弾むように軽やかに
　タップする

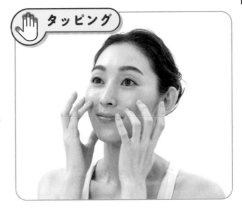

タッピング

5 目の下のツボを 刺激する

5回

両手の中指をそれぞれ左右の四白（しはく）
に当て、ゆっくりと力をかけて3秒
ほど押す。

Point
　頭の重みを利用して刺激する。
　最後に「四白」を押すことで、
　肌に張りを出す

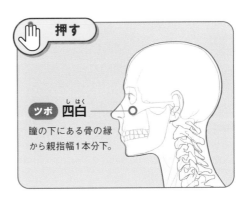

押す

ツボ 四白（しはく）

瞳の下にある骨の縁
から親指幅1本分下。

二重あご

準備 | 腹式呼吸 ➡ P.38　首の活性 ➡ P.39

1 あごの下を押しもむ

`10秒`

両手の親指であごの下の骨際を押しもむ。

Point
親指を骨の際に
引っ掛けるようにする

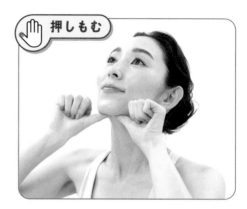

押しもむ

2 あごをさする

`10秒`

両手の4指であご先から耳に向かってさすり、リンパを流す。

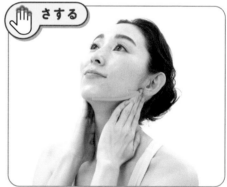

さする

3 首を伸ばしながらさする

`左右 各10秒`

あごを軽く上げ、耳の下から鎖骨に向かってさすってリンパを流す。

Point
あごを上げて
首の伸びを感じながら行う

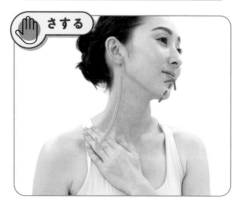

さする

縮んだ首の前側を伸ばし、滞ったリンパの流れを活性化させることで首のラインをスッキリさせましょう。マッサージを行うときは口をぽかんと開けて噛み締めず、力をゆるめて行って。日常の姿勢を正すことも二重あごの予防に。

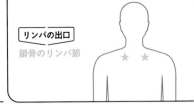

リンパの出口
鎖骨のリンパ節

4 あごのツボを 刺激する

5回

中指を承漿に重ねて当て、ゆっくりと力をかけて3秒ほど押す。

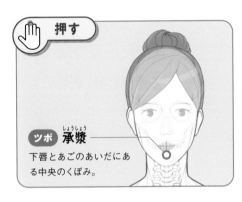

押す

ツボ 承漿
下唇とあごのあいだにある中央のくぼみ。

5 口の下をさする

10秒

両手の3指で、口の下からあご先に向かってさすり、リンパを流す。

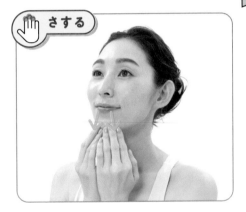

さする

6 首をさする

左右 各10秒

首を横に向けて手をあごの下に当てる。鎖骨に向かってなで下ろすようにさすり、リンパを流す。

Point
首のリンパを活性化させる

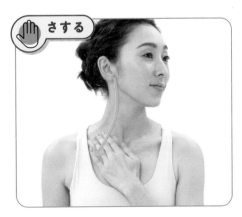

さする

首の後ろの肉が重たい

準備 | 腹式呼吸 ➡ P.38　首の活性 ➡ P.39

1 肩を回す

前回し・後ろ回し 各10回

両手の指先を鎖骨に当て、ひじで
大きな円を描くようにして肩を回す。

Point
鎖骨が上下するように
大きく肩を動かす

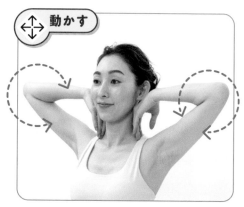

↔ 動かす

2 首のツボ周辺を もみほぐす

10秒

両手の４指で大椎周辺の首の後ろ
を押しもむ。

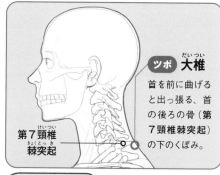

ツボ 大椎（だいつい）
首を前に曲げる
と出っ張る、首
の後ろの骨（第
7頸椎棘突起）
の下のくぼみ。

第7頸椎（けいつい）
棘突起（きょくとっき）

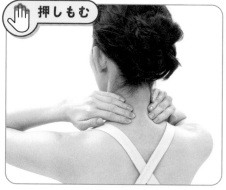

✋ 押しもむ

首から肩のラインに肉がつくと、首が短くずんぐりして見えてしまいます。首の後ろを重点的にほぐし、めぐりを改善させましょう。姿勢の悪化も原因の1つなので、正しい姿勢をキープし、適度な筋力を維持することを心がけて。

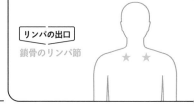

リンパの出口
鎖骨のリンパ節

3 首のツボ周辺を刺激し、頭を倒す

① 2の**大椎**を左右からはさむようにして両手の3指を首に当てる。ゆっくりと力をかけて押し込んだまま、頭を前後に倒し首を刺激する。

`10秒`

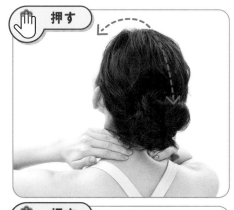

押す

② **大椎**を左右からはさむようにして両手の3指を首に当てる。ゆっくりと力をかけて押し込んだまま、左右を見上げて首を刺激する。

`10秒`

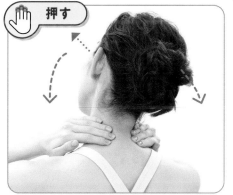

押す

4 首をさする

`左右 各10秒`

首の後ろから鎖骨に向かってさすり、リンパを流す。

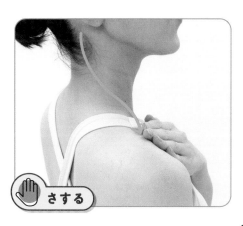

さする

巻き肩

準備 | 腹式呼吸 ➡ P.38　首の活性 ➡ P.39

1 わきのツボを もみほぐす

左右 各10秒

4指で極泉周辺のわきの下を押し
もむ。

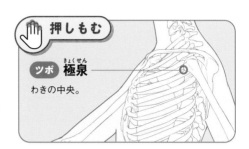

押しもむ

ツボ **極泉**（きょくせん）

わきの中央。

2 わきをさする

左右 各10秒

上腕から胸の方に向かってわきの
下をさすり、リンパを流す。

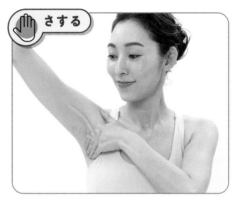

さする

3 肩の前側の ツボを刺激する

① 中府に中指を当て、ゆっくり
と力をかけて3秒ほど押す。
雲門も同様に刺激する。

各ツボ 左右 各5回

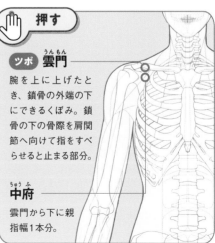

押す

ツボ **雲門**（うんもん）

腕を上に上げたと
き、鎖骨の外端の下
にできるくぼみ。鎖
骨の下の骨際を肩関
節へ向けて指をすべ
らせると止まる部分。

中府（ちゅうふ）

雲門から下に親
指幅1本分。

肩が内側に入り込み、丸まった状態になる巻き肩。スマホやパソコンの長時間操作などにより引き起こされることが多く、普段の姿勢に注意が必要です。肩を開いてリンパをめぐらせると、デコルテが美しく見えるメリットも。

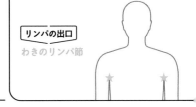

リンパの出口
わきのリンパ節

② 中府を中指で押し込み、ひじで大きな円を描くように肩を回す。

前回し・後ろ回し 左右 各**10**回

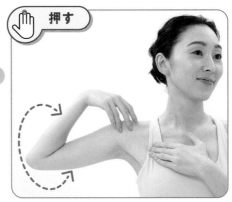

押す

③ 雲門を中指で押し込み、ひじを伸ばして手のひらを上に向けるように腕をひねる。

左右 各**10**秒

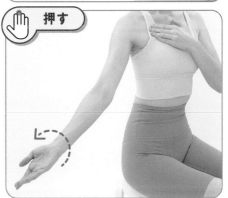

押す

4 デコルテをさする

左右 各**10**秒

鎖骨の下からわきに向かってデコルテをさすり、リンパを流す。

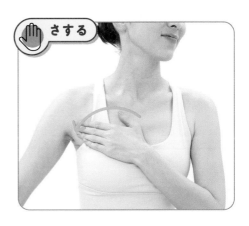

さする

下腹ぽっこり

準備 | 腹式呼吸 ➡ P.38　脚の付け根の活性 ➡ P.39

1 脚の付け根を もみほぐす

左右 各10秒

もむ

指先で、脚の付け根をやさしくもみ
ほぐす。

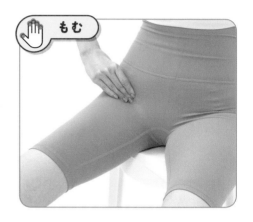

2 股関節のツボを 刺激する

左右 各5回

親指を居髎に当て、ゆっくりと力を
かけて3秒ほど押す。

上前腸骨棘
じょうぜんちょうこつきょく

ツボ 居髎
きょりょう

骨盤の前側の
出っ張り（**上前
腸骨棘**）と、大
腿骨外側の出っ
張り（**大転子**）
を結んだ線上の
中間。

大転子
だいてんし

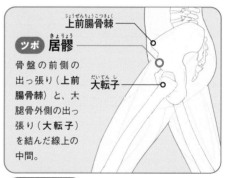

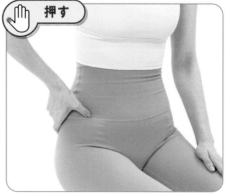
押す

下腹がぽっこりと出る原因はさまざまありますが、脚の付け根や股関節周辺が強張り、伸びにくくなっているケースが多く見られます。上半身と下半身をつなぐ腸腰筋をほぐし、お腹から太ももにかけての柔軟性をキープして。

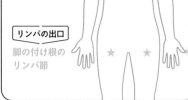

3 骨盤の骨際を押し込む

左右 各10秒

骨盤の前側の出っ張り（上前腸骨棘）の内側に4指を当てる。もう片方の手で支えながら押し込み、下腹をほぐす。

押す

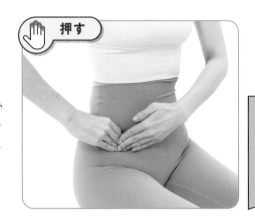

4 下腹をさする

① 両手を下腹に当て、内側から外側に向かってさすり、リンパを流す。

10秒

さする

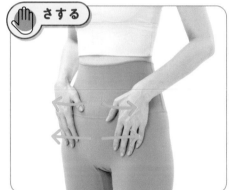

② 両手を下腹に当て、内側から脚の付け根に向かってさすり、リンパを流す。

10秒

さする

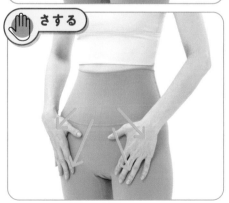

美容

下腹ぽっこり

① 二の腕すっきり

準備 | 腹式呼吸 ➡ P.38　首の活性 ➡ P.39

1 わきのツボを もみほぐす

左右 各10秒

4指で極泉周辺のわきの下を押しもむ。

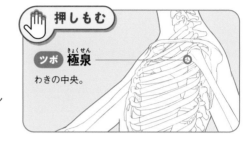

押しもむ

ツボ 極泉（きょくせん）

わきの中央。

2 わきをさする

左右 各10秒

上腕から胸の方に向かってわきの下をさすり、リンパを流す。

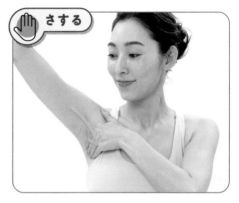

さする

3 上腕を刺激し、 前腕を回す

右回し・左回し 左右 各5回

手のひらを顔に向けるようにひじを曲げ、上腕の中央上側に4指、下側に親指を当てる。上下からはさむように上腕を圧迫し、ひじを支点に前腕を回す。

Point
テーブルやクッションなどに
ひじを置いても

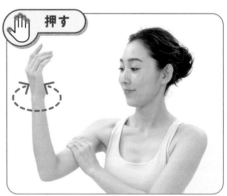

押す

二の腕は意識的に動かすことがあまりなく、筋肉が比較的少ない部位。冷えやすく、血流やリンパの流れも滞りやすいので、皮下脂肪に悩む人が多いパーツです。リンパの溜まりやすい、骨際を意識してさするとよいでしょう。

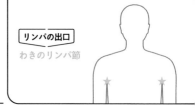

リンパの出口
わきのリンパ節

4 上腕をさする

① ひじからわきまで上腕の外側をなでさすり、リンパを流す。

左右 各10秒

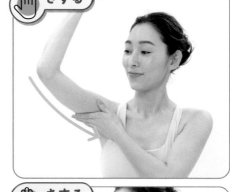

さする

② ひじ内側からわきまで上腕の内側をなでさすり、リンパを流す。

左右 各10秒

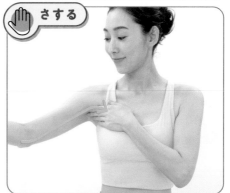

さする

③ ①や②でさすらなかったところや、太さが気になるところを重点的にわきに向かってさすり、リンパを流す。

左右 各10秒

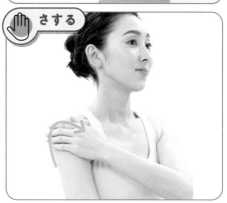

さする

痩身ライン出し

② くびれをつくる

準備 | 腹式呼吸 ➡ P.38　首の活性 ➡ P.39

---

1 わきをさする

左右 各**10秒**

上腕から胸の方に向かってわきの
下をさすり、リンパを流す。

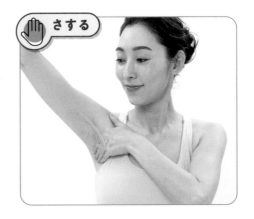

さする

---

2 ウエスト周辺の
ツボを刺激する

① 両手の親指でそれぞれ左右の
志室を押しながら、上体を左
右に倒す。左右それぞれ2〜
3秒キープ。

左右 各**5回**

Point

縮めている側の腰（腰方形筋）に
指がグーッと入るのを意識

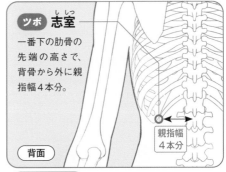

ツボ **志室** ししつ

一番下の肋骨の
先端の高さで、
背骨から外に親
指幅4本分。

背面

親指幅
4本分

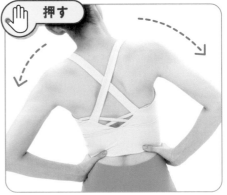

押す

肋骨から腸骨まで続く腰の筋肉（腰方形筋）と、腹部を左右から支える筋肉（腹斜筋）をストレッチしながら刺激を加えることで、リンパの流れを促します。上半身のむくみ（➡ P.48）や、下腹ぽっこり（➡ P.92）もあわせて行って。

（➡ P.48）（➡ P.92）

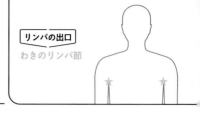

リンパの出口
わきのリンパ節

② 両手の親指でそれぞれ左右の章門を押しながら、上半身を左右に倒す。左右それぞれ2〜3秒キープ。

左右 各5回

Point
縮めている側の腰（腰方形筋）に指がグーッと入るのを意識

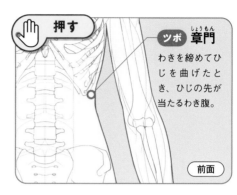

押す

ツボ 章門

わきを締めてひじを曲げたとき、ひじの先が当たるわき腹。

前面

3 体側をさする

① 体の側面の肋骨下からわきに向かって体側をさすり上げ、リンパを流す。

左右 各10秒

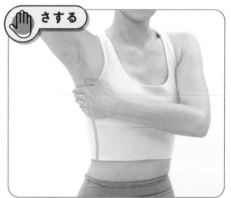

さする

② 振り返りながら上半身を前にひねるようにして、両手でみぞおちの肋骨下から体側に向かってなでさすり、リンパを流す。

左右 各10秒

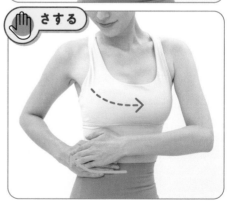

さする

美容

痩身ライン出し ②くびれをつくる

③ 太ももほっそり

準備｜腹式呼吸 ➡ P.38　脚の付け根の活性 ➡ P.39

1 太ももの内側のツボを刺激する

左右 各5回

こぶしを箕門に当てる。脚を内側に倒すようにして手と脚で押し合い、3秒ほどツボを刺激する。

Point
こぶしの第2関節をツボに当てる

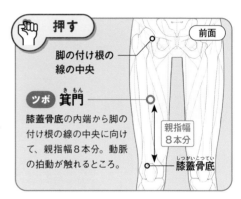

押す

脚の付け根の線の中央

前面

ツボ **箕門**

膝蓋骨底の内端から脚の付け根の線の中央に向けて、親指幅8本分。動脈の拍動が触れるところ。

親指幅8本分

膝蓋骨底

2 太ももの裏側のツボを刺激する

左右 各5回

両手の中指を殷門に当てる。脚と手で押し合い、3秒ほどツボを刺激する。

押す

ツボ **殷門**

ひざの裏中央とおしりと太もも裏の境目の中央を結んだ線上、ほぼ中央。

背面

3 股関節のツボを刺激する

5回

両手の親指をそれぞれ左右の環跳に当て、ゆっくりと力をかけて3秒ほど押す。

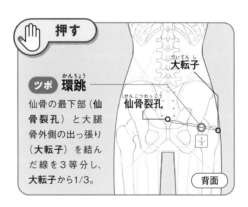

押す

ツボ **環跳**

大転子

仙骨裂孔

仙骨の最下部（仙骨裂孔）と大腿骨外側の出っ張り（大転子）を結んだ線を3等分し、大転子から1/3。

1/3

背面

太ももは、老廃物や余分な水分が脂肪細胞と結びついて肥大化する「セルライト」ができやすい部位。冷えを防止し適度な筋肉を維持するなど、普段から血液やリンパの流れが滞らないよう気をつけることが大切です。

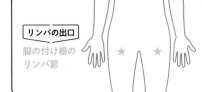

リンパの出口
脚の付け根の
リンパ節

4 太ももをさする

① 両手でひざ上から脚の付け根に向かってさすり、リンパを流す。

左右 各**10**秒

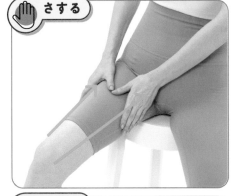

さする

② 両手でひざの裏からおしりに向かってさすり、リンパを流す。

左右 各**10**秒

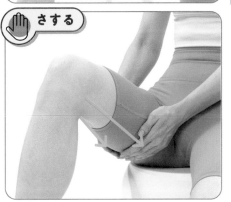

さする

5 脚の付け根をさする

左右 各**10**秒

脚の付け根に両手を当てる。円を描くようにさすり、リンパを流す。

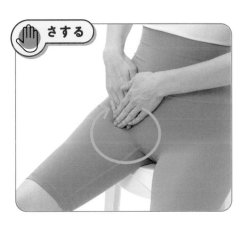

さする

④ ひざ下引き締め

準備 | 腹式呼吸 ➡ P.38　脚の付け根の活性 ➡ P.39

1 すねを押しもむ

左右 各10秒

両手のこぶしですねを左右からはさみ、押しもむ。

Point
張り出しているところを重点的にほぐす

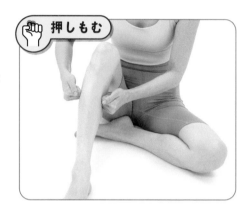

押しもむ

2 ひざの裏のツボを刺激する

左右 各5回

両手の中指を委中に押し当て、ゆっくりと力をかけて3秒ほど押す。

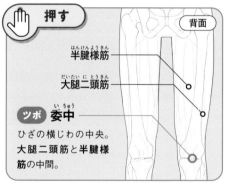

押す

背面

半腱様筋（はんけんようきん）

大腿二頭筋（だいたいにとうきん）

ツボ 委中（いちゅう）

ひざの横じわの中央。**大腿二頭筋**と**半腱様筋**の中間。

3 ひざの裏をさする

左右 各10秒

両手で下から上へ向かってひざの裏をさすり、リンパを流す。

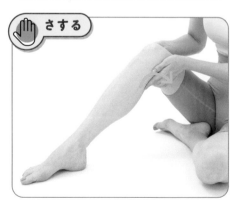

さする

ふくらはぎの深層にある筋肉（ヒラメ筋）の張りを緩和することで、ひざ下を細く見せましょう。こぶしや指先を使ってヒラメ筋の溝を刺激します。リンパが流れにくく老廃物が溜まりやすい骨際を狙って行うと効果的です。

リンパの出口
ひざの裏の
リンパ節

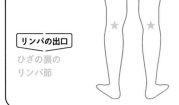

4 ひざから下をさする

①② 各**10**秒×左右

① すねの上半分に両手を当てる。ひざ裏に向かってさすり、リンパを流す。

さする

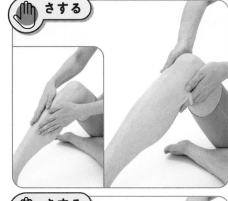

② すねの下半分に両手を当てる。ひざ裏に向かってさすり、リンパを流す。

さする

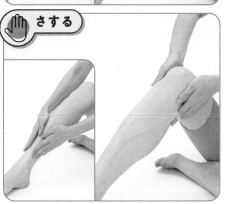

5 ふくらはぎをさする

左右 各**10**秒

両手で足首周辺のアキレス腱の上からひざ裏に向かってふくらはぎをさすり上げ、リンパを流す。

さする

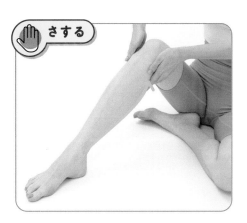

美容

痩身ライン出し ④ ひざ下引き締め

やせにくい

準備 | 首の活性 ➡ P.39

1 腹式呼吸をする

① 両手を**中脘**に当て、鼻から息を吸ってお腹を大きく膨らませる。腹圧が高まるタイミングで手を軽く押し下げ、ハーッと息を吐いて、お腹の力を抜く。

10呼吸

押す | 前面

ツボ **中脘**
へそから上に
親指幅4本分。

親指幅4本分

へそ

② **中脘**を左右からはさむように両手を肋骨の下部に当て、鼻から息を吸ってお腹を大きく膨らませる。両手で軽く押さえながらハーッと息を吐いて、お腹の力を抜く。

10呼吸

Point
お風呂でリラックスしてため息をつくイメージで大きく息を吐く

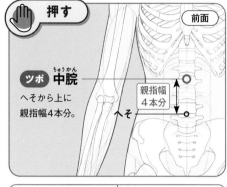

2 肩を回す

前回し・後ろ回し 各10回

両手の指先を鎖骨に当て、ひじで大きな円を描くようにして肩を回す。

Point
鎖骨が上下するように
大きく肩を動かす

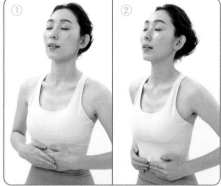

動かす

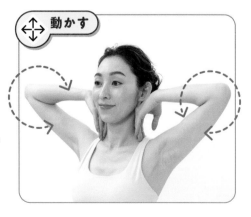

代謝を上げるために全身の主要なリンパ節を活性化させましょう。お腹の中央の乳び槽（にゅうびそう）が活動していないと、代謝が上がりにくいので、腹式呼吸を行うのがおすすめ。朝・昼・夜・休憩中と、こまめにリンパ節を活性化させましょう。

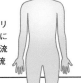

全身のリンパを
活性化

※全身から運ばれたリンパ液は、最終的に鎖骨のリンパ節へ流れて、血液へと合流

3 わきをさする

左右 各10秒

上腕から胸の方に向かってわきの下をさすり、リンパを流す。

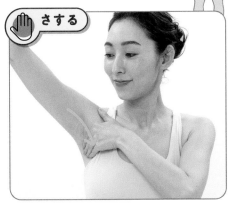

さする

4 脚の付け根をさする

左右 各10秒

脚の付け根に両手を当てる。円を描くようにさすり、リンパを流す。

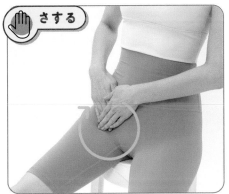

さする

5 ツイスト運動をする

10秒

上半身と下半身を反対方向にねじり、体幹を左右にツイストする。

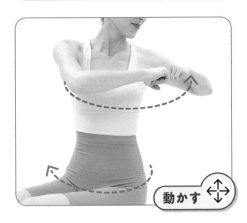

動かす

頭痛

準備 | 腹式呼吸 ➡ P.38　首の活性 ➡ P.39

1 あごのツボ周辺を押しもむ
10秒

両手の3指でそれぞれ左右の頬車周辺を押しもむ。

Point
こぶしを押し当ててほぐしてもよい

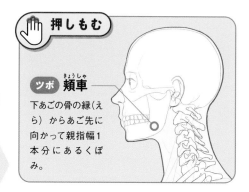

押しもむ

ツボ 頬車（きょうしゃ）
下あごの骨の縁（えら）からあご先に向かって親指幅1本分にあるくぼみ。

2 眉尻のツボ周辺を押しもむ
10秒

両手の3指でそれぞれ左右の太陽*周辺を押しもむ。

＊14経絡に属さず単独で存在し、特定の疾患に対して特別な効果があるツボ（奇穴 ➡ P.28）

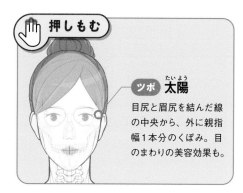

押しもむ

ツボ 太陽（たいよう）
目尻と眉尻を結んだ線の中央から、外に親指幅1本分のくぼみ。目のまわりの美容効果も。

3 額のツボ周辺を押しもむ
10秒

両手の3指でそれぞれ左右の頭維周辺を押しもむ。

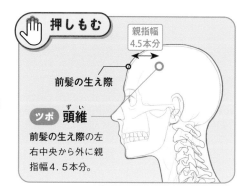

押しもむ

親指幅4.5本分

前髪の生え際

ツボ 頭維（ずい）
前髪の生え際の左右中央から外に親指幅4.5本分。

姿勢の悪さや疲れ、ストレスなどによって頭や背中の筋肉が強張ると起こる緊張性頭痛。噛み締めが原因のことも多いので、口の力をゆるめてマッサージを行って。体を温めて痛みが増す場合は、専門医を受診しましょう。

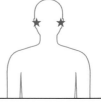

リンパの出口
耳の前後の
リンパ節

4 頭皮をずらす

10秒

両手を前髪の生え際に当て、頭皮を前後に動かすようにして皮膚をずらし、リンパを流す。

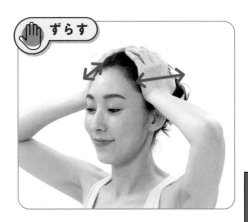

ずらす

5 顔をさする

① 口をおおうように両手を顔に当てる。耳の前までなでさすり、顔の下半分のリンパを耳まで流す。

10秒

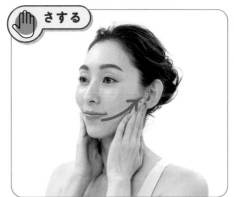

さする

② 目をおおうように両手を顔に当てる。耳の前までなでさすり、顔の上半分のリンパを耳まで流す。

10秒

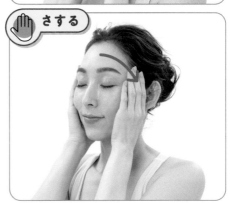

さする

顔色が悪い

準備 | 腹式呼吸 ➡ P.38

1 鎖骨をさする

左右 各10秒

鎖骨周辺をさすり、リンパを流す。

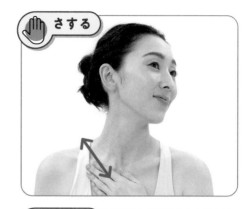

さする

2 首をさする

左右 各10秒

首を横に向けて手をあごの下に当てる。鎖骨に向かってなで下ろすようにさすり、リンパを流す。

Point
首のリンパを活性化させる

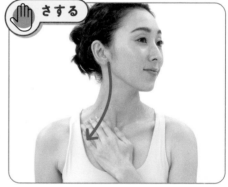

さする

3 顔全体をタッピングする

10秒

両手の指先のはらで、顔全体をトントンとタッチし、タッピングをする。

Point
こすらず、弾むように軽やかにタップする

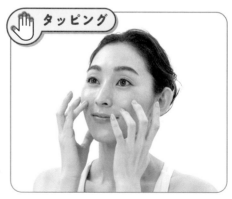

タッピング

顔にも網目のようにリンパが分布しており、マッサージでリンパと血液をめぐらせることで、血色のよい明るい顔色へと導くことができます。同時にタッピングやツボ押しを行って肌に張りを出すことで、生き生きと健康的な印象に！

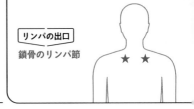

リンパの出口
鎖骨のリンパ節

4 顔のツボを刺激する

各ツボ5回

陽白・太陽＊・耳門・承漿・四白の順に、両手の中指をそれぞれ左右のツボ（承漿のみ中央に1つ）に当て、ゆっくりと力をかけて3秒ほど押す。

＊14経絡に属さず単独で存在し、特定の疾患に対して特別な効果があるツボ（奇穴➡P.28）

Point

頭の重みを利用して刺激する。最後に「四白」を押すことで、肌に張りを出す

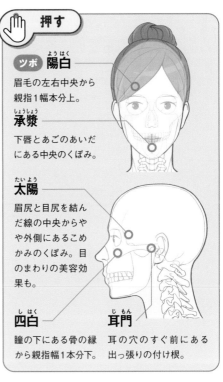

押す

ツボ 陽白（ようはく）
眉毛の左右中央から親指1幅本分上。

承漿（しょうしょう）
下唇とあごのあいだにある中央のくぼみ。

太陽（たいよう）
眉尻と目尻を結んだ線の中央からやや外側にあるこめかみのくぼみ。目のまわりの美容効果も。

四白（しはく）
瞳の下にある骨の縁から親指幅1本分下。

耳門（じもん）
耳の穴のすぐ前にある出っ張りの付け根。

5 頭と首をさする

10秒

側頭部、首の後ろ、首の前を通って鎖骨に向かってさすり、リンパを流す。

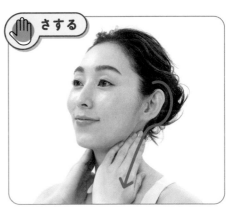

さする

耳鳴り

準備 | 腹式呼吸 ➡ P.38　首の活性 ➡ P.39

1 耳まわりの皮膚をずらす

前回し・後ろ回し 各10回

人差し指と中指で耳をはさむようにして両手を顔の側面に当てる。ゆっくり円を描くように手を動かして皮膚をずらし、耳まわりをほぐす。

Point
手と頭の皮膚を密着させ、皮膚をずらす

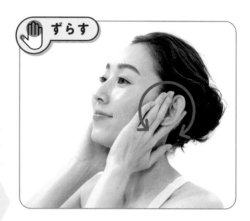

ずらす

2 耳周辺のツボを刺激する

各ツボ 5回

角孫・耳門・翳風の順に両手の中指をそれぞれ左右のツボに当て、ゆっくりと力をかけて3秒ほど押す。

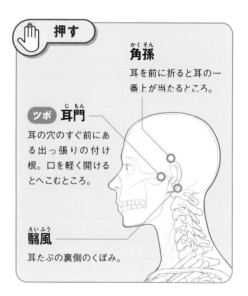

押す

角孫
耳を前に折ると耳の一番上が当たるところ。

ツボ 耳門
耳の穴のすぐ前にある出っ張りの付け根。口を軽く開けるとへこむところ。

翳風
耳たぶの裏側のくぼみ。

体のこりや疲労が蓄積すると、耳鳴りを引き起こすことがあります。首こり（➡ P.114）や肩こり（➡ P.116）を解消し、目に疲れをためない、噛み締めを行わないなどの予防策を。ひどい耳鳴りの場合は専門医の判断を仰ぎましょう。

リンパの出口
耳の前後の
リンパ節

3 耳を引っ張る

① 左右の耳の上をつかみ、上に引っ張る。

5回

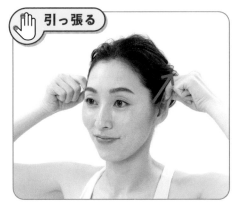

引っ張る

② 左右の耳の中央あたりの端をつかみ、横に引っ張る。

5回

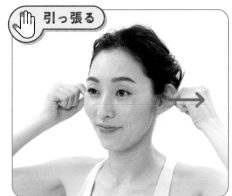

引っ張る

③ 左右の耳たぶをつかみ、下に引っ張る。

5回

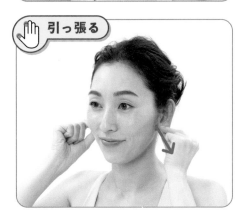

引っ張る

噛み合わせの違和感

準備 | 腹式呼吸 ➡ P.38　首の活性 ➡ P.39

1 耳まわりの皮膚をずらす

前回し・後ろ回し 各10回

人差し指と中指で耳をはさむようにして両手を顔の側面に当てる。ゆっくり円を描くように手を動かして皮膚をずらし、耳まわりをほぐす。

Point
手と頭の皮膚を密着させ、皮膚をずらす

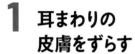

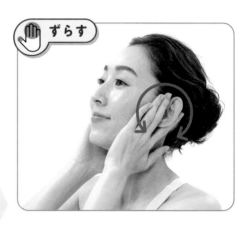

ずらす

ツボ 巨髎（こりょう）
瞳から下に下りた、鼻の穴の高さ。

ツボ 顴髎（けんりょう）
目尻から下に下りた、鼻の穴の高さ。

2 頬のツボを刺激する

左右 各5回

中指の中央を巨髎と顴髎の少し下に当てる。反対の手でゆっくりと力をかけて3秒ほど押し上げる。

Point
点ではなく面を意識して頬骨を押し上げる

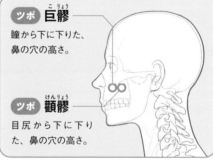

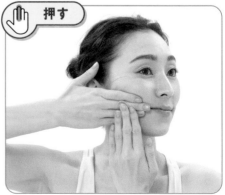

押す

噛み合わせに違和感があるときは、口を開閉するときに動くこめかみや頬骨周辺をほぐすのがポイントです。口をぽかんと開けて口元をゆるませ、押し上げるように刺激します。最後に顔をさすり、耳までリンパを流しましょう。

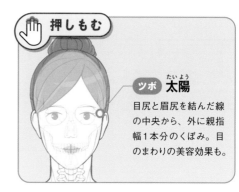

リンパの出口
耳の前後の
リンパ節

3 眉尻のツボ周辺を押しもむ

10秒

両手の3指でそれぞれ左右の太陽^{たいよう}*周辺を押しもむ。

＊14経絡に属さず単独で存在し、特定の疾患に対して特別な効果があるツボ（奇穴➡P.28）

押しもむ

ツボ 太陽^{たいよう}

目尻と眉尻を結んだ線の中央から、外に親指幅1本分のくぼみ。目のまわりの美容効果も。

4 顔をさする

① 口をおおうように両手を顔に当てる。耳の前までなでさすり、顔の下半分のリンパを耳まで流す。

10秒

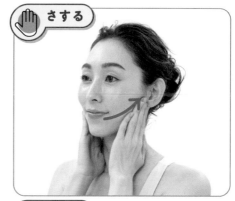

さする

② 目をおおうように両手を顔に当てる。耳の前までなでさすり、顔の上半分のリンパを耳まで流す。

10秒

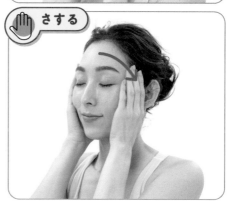

さする

寝違え

準備 | 腹式呼吸 ➡ P.38

1 ひじのツボを刺激する

① 親指を曲池(きょくち)に当て、ゆっくりと力をかけて押しながら、やさしく首を回す。

右回し・左回し 左右 各5回

② 親指を手の三里(て さんり)に当て、ゆっくりと力をかけて押しながら、やさしく首を回す。

右回し・左回し 左右 各5回

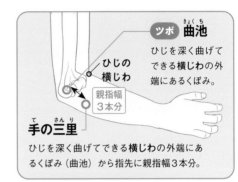

ツボ 曲池(きょくち)

ひじを深く曲げてできる横じわの外端にあるくぼみ。

ひじの横じわ

親指幅3本分

手の三里(て さんり)

ひじを深く曲げてできる**横じわ**の外端にあるくぼみ(曲池)から指先に親指幅3本分。

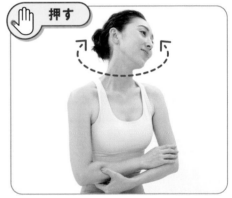

押す

2 鎖骨をさする

左右 各10秒

鎖骨周辺をさすり、リンパを流す。

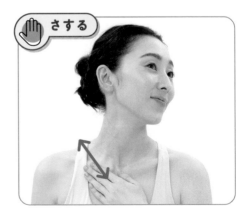

さする

寝違えは、強い力を加えてしまうとかえって痛みが出てしまうので直接首は触らないようにします。手の使い過ぎから首にくるケースも多いため、ひじまわりのツボがおすすめ。痛みが強い場合は、首回しは行わなくて OK です。

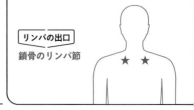

リンパの出口
鎖骨のリンパ節

3 首をさする

左右 各10秒

首を横に向けて手をあごの下に当てる。鎖骨に向かってなで下ろすようにさすり、リンパを流す。

Point
首のリンパを活性化させる

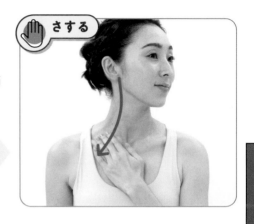

さする

4 肩のツボを刺激する

右回し・左回し 左右 各5回

中指を肩井に当てる。ゆっくりと力をかけて押しながら、やさしく首を回す。

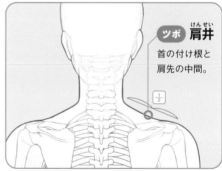

ツボ 肩井（けんせい）

首の付け根と肩先の中間。

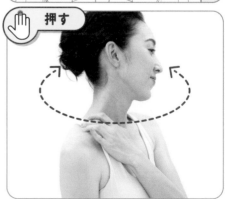

押す

首こり

準備 | 腹式呼吸 ➡ P.38　首の活性 ➡ P.39

1 肩を回す

前回し・後ろ回し 各**10回**

両手の指先を鎖骨に当て、ひじで
大きな円を描くようにして肩を回す。

Point
鎖骨が上下するように
大きく肩を動かす

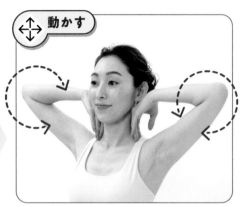

動かす

2 後頭部のツボを刺激する

5回

両手の中指をそれぞれ左右の天柱
に当て、ゆっくりと力をかけて3秒
ほど押す。

Point
目に向かって押すイメージで

押す

ツボ 天柱

「ぼんのくぼ」と呼
ばれるくぼみの中央
から外に親指幅1本
分と少し。

3 首すじのツボを刺激する

5回

両手の中指をそれぞれ左右の風池
に当て、上を見上げながらゆっくり
と力をかけて3秒ほど押す。

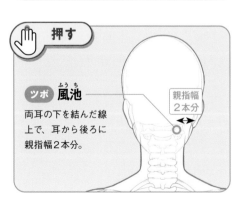

押す

ツボ 風池

両耳の下を結んだ線
上で、耳から後ろに
親指幅2本分。

親指幅
2本分

うつむいた姿勢でスマホやパソコンを使用し続けたことによる、慢性的な首の不調を訴える人が増えています。肩こりや頭痛、眼精疲労、腰痛などへの影響が出るほか、首のしわや顔のたるみといった美容面に影響を及ぼすことも。

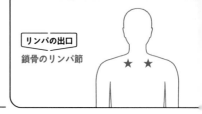

リンパの出口
鎖骨のリンパ節

4 肩のツボを刺激する

右回し・左回し 左右 各5回

中指を肩井に当てる。ゆっくりと力をかけて押しながら、やさしく首を回す。

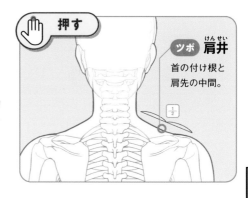

押す

ツボ 肩井（けんせい）

首の付け根と肩先の中間。

5 首をさする

① 首を横に向けて手をあごの下に当てる。鎖骨に向かってなで下ろすようにさすり、リンパを流す。

左右 各10秒

Point
首のリンパを活性化させる

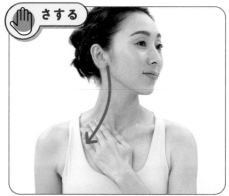

さする

② 首の後ろから鎖骨に向かってさすり、リンパを流す。

左右 各10秒

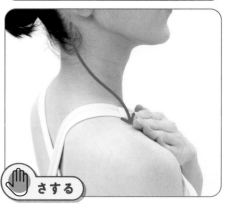

さする

肩こり

準備 | 腹式呼吸 ➡ P.38　首の活性 ➡ P.39

1 わきのツボをもみほぐす

左右 各10秒

4指で極泉周辺のわきの下を押しもむ。

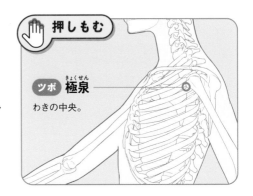

押しもむ

ツボ 極泉

わきの中央。

2 肩のツボを刺激する

左右 各10秒

中指を肩井に当てる。ゆっくりと力をかけて押しながら、首をすくめるように肩を上げる。

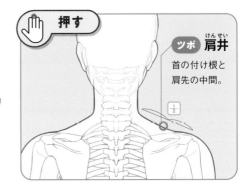

押す

ツボ 肩井

首の付け根と肩先の中間。

3 デコルテをさする

左右 各10秒

鎖骨の下からわきに向かってデコルテをさすり、リンパを流す。

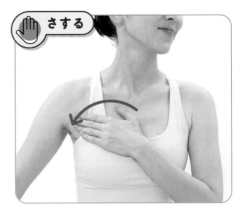

さする

首や背中が緊張するような姿勢、運動不足、ストレス、筋肉の疲労など、多くの人が悩む肩こりの原因はさまざま。肩の筋肉は首とつながっているため、首こり（➡ P.114）と合わせてマッサージを行うとより効果的です。

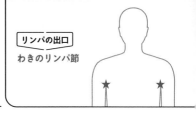

リンパの出口
わきのリンパ節

4 肩甲骨のツボを刺激する

前回し・後ろ回し 左右5回

中指を天髎に当て、ゆっくりと力をかけて押しながら、ひじで大きな円を描くようにして肩を回す。

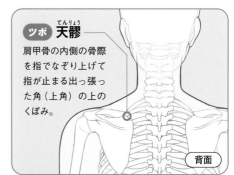

ツボ 天髎（てんりょう）

肩甲骨の内側の骨際を指でなぞり上げて指が止まる出っ張った角（上角）の上のくぼみ。

背面

押す

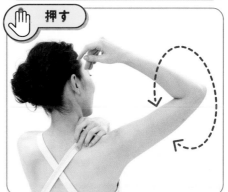

5 肩をさする

左右 各10秒

肩の後ろからわきに向かってさすり、リンパを流す。

さする

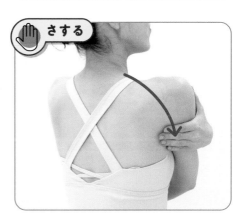

ひじの痛み

準備 | 腹式呼吸 ➡ P.38　首の活性 ➡ P.39

1 わきのツボを もみほぐす

左右 各 **10**秒

4指で極泉周辺のわきの下を押しもむ。

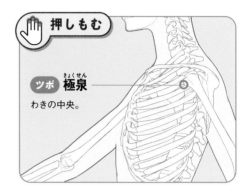

押しもむ

ツボ **極泉**（きょくせん）

わきの中央。

2 ひじのツボを 刺激する

① 少海に親指、小海に人差し指を当てる。ひじをはさむようにゆっくりと力をかけて押し、前腕を内側にひねってツボを刺激する。

左右 各 **10**秒

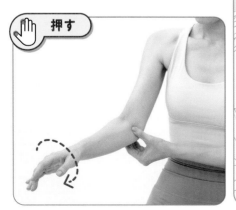

押す

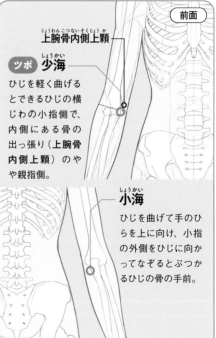

前面

上腕骨内側上顆（じょうわんこつないそくじょうか）

ツボ **少海**（しょうかい）

ひじを軽く曲げるとできるひじの横じわの小指側で、内側にある骨の出っ張り（上腕骨内側上顆）のやや親指側。

小海（しょうかい）

ひじを曲げて手のひらを上に向け、小指の外側をひじに向かってなぞるとぶつかるひじの骨の手前。

背面

腕の酷使や加齢による筋力低下が原因で、ひじの外側から前腕にかけて痛みが起こることがあります。筋力が弱く、家事や育児で腕を酷使する女性によく見られる症状で、手を使い過ぎないことが大切です。

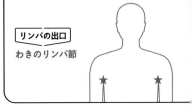

リンパの出口
わきのリンパ節

② 4指を曲池から手の三里にかけて当てる。ゆっくりと力をかけて押しながら、前腕を内側にひねるようにして刺激する。

左右 各10秒

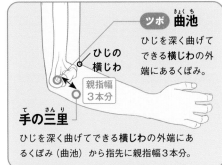

ツボ **曲池**
ひじを深く曲げてできる横じわの外端にあるくぼみ。

ひじの横じわ

親指幅3本分

手の三里
ひじを深く曲げてできる横じわの外端にあるくぼみ（曲池）から指先に親指幅3本分。

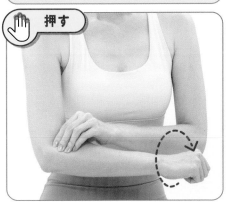

押す

3 ひじと上腕をさする

左右 各10秒

ひじと上腕の内側をわきに向かってなでさすり、リンパを流す。

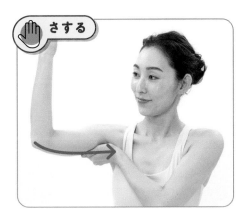

さする

胃痛、胃もたれ

1 腹式呼吸をする

① 両手を中脘に当て、鼻から息を吸ってお腹を大きく膨らませる。腹圧が高まるタイミングで手を軽く押し下げ、ハーッと息を吐いて、お腹の力を抜く。

10 呼吸

② 中脘を左右からはさむように両手を肋骨の下部に当て、鼻から息を吸ってお腹を大きく膨らませる。両手で軽く押さえながらハーッと息を吐いて、お腹の力を抜く。

10 呼吸

Point
お風呂でリラックスしてため息をつくイメージで大きく息を吐く

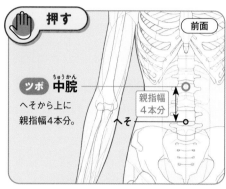

押す　前面

ツボ 中脘
へそから上に親指幅4本分。

親指幅4本分　へそ

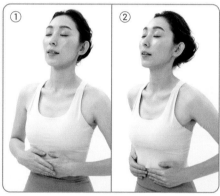

① ②

2 足の甲と足裏のツボを刺激する

左右 各5回

内庭に親指、内庭の裏側(裏内庭*)に人差し指を当て、足先をはさむようにゆっくりと力をかけて3秒ほど押す。

＊14経絡に属さず単独で存在し、特定の疾患に対して特別な効果があるツボ（奇穴➡ P.28）

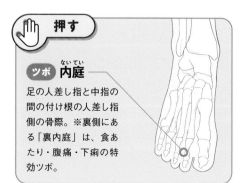

押す

ツボ 内庭
足の人差し指と中指の間の付け根の人差し指側の骨際。※裏側にある「裏内庭」は、食あたり・腹痛・下痢の特効ツボ。

体の深部にある内臓まわりのリンパを腹式呼吸で活性化し、消化吸収の働きを助けるツボを押すことで症状にアプローチします。偏った食事や刺激物を避け、ストレスを溜めないなど、胃に負担をかけない生活習慣を心がけましょう。

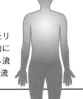

全身のリンパを
活性化

※全身から運ばれたリンパ液は、最終的に鎖骨のリンパ節へ流れて、血液へと合流

3 ひざの下のツボを刺激する

左右 各5回

親指を足の三里に当て、ゆっくりと力をかけて3秒ほど押す。

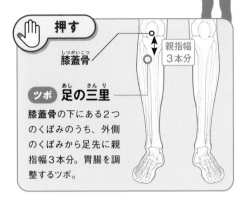

押す

膝蓋骨（しつがいこつ）

親指幅
3本分

ツボ 足の三里（あしさんり）

膝蓋骨の下にある2つのくぼみのうち、外側のくぼみから足先に親指幅3本分。胃腸を調整するツボ。

4 鎖骨をさする

左右 各10秒

鎖骨周辺をさすり、リンパを流す。

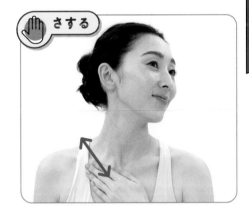

さする

5 あばらをさする

左右 各10秒

肋骨の前側から体側に向かってさすり、リンパを流す。

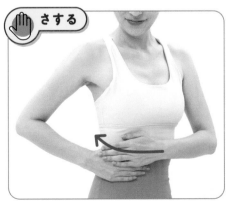

さする

便秘

準備 首の活性 ➡ P.39

1 腹式呼吸をする

10 呼吸

両手を中脘に当て、鼻から息を吸ってお腹を大きく膨らませる。腹圧が高まるタイミングで手を軽く押し下げ、ハーッと息を吐いて、お腹の力を抜く。

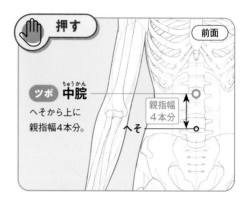

押す 前面

ツボ 中脘

へそから上に
親指幅4本分。

親指幅4本分

へそ

2 お腹のツボを刺激する

左右 各5回

中指を天枢に当て、ゆっくりと力をかけて3秒ほど押す。

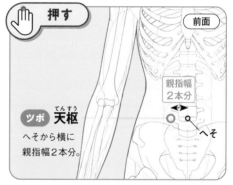

押す 前面

ツボ 天枢

へそから横に
親指幅2本分。

親指幅2本分

へそ

3 お腹をさする

各5秒

腹部を5か所、両手で丸く円を描くようにさする。

Point

腹部の中心に向かって
軽く圧をかけながら
①〜⑤の順にさすり、
腸の働きを活性化

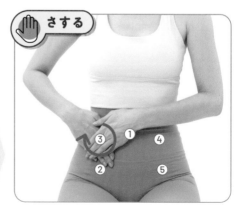

さする

自律神経のトラブルや腸の働きの問題、ストレスなど、便秘の原因はさまざま。便のたまる腹部を直接押し込み刺激するのが効果的です。上半身と下半身をつなぐ筋肉（腸腰筋）を動かすと腸が動き出すので、ストレッチもおすすめ。

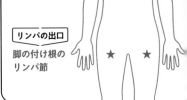

リンパの出口
脚の付け根のリンパ節

4 左下腹を押し込む

5回

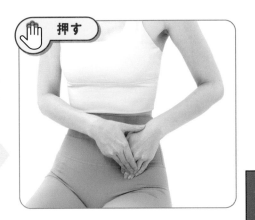

押す

3指を腹部の左下に当て、もう片方の手で支えながらゆっくりと力をかけて3秒ほど押す。

Point

便の溜まるポイントを刺激する

5 ツイスト運動をする

10秒

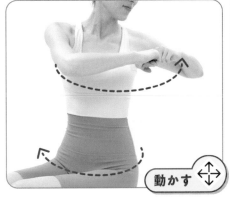

上半身と下半身を反対方向にねじり、体幹を左右にツイストする。

動かす

6 うつ伏せで腹部を伸ばす

10秒

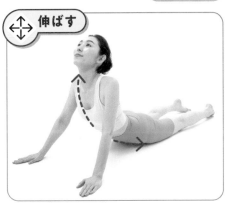

伸ばす

うつ伏せになって上半身を起こし、腹部をストレッチする。

ガス溜まり

1 前腕のツボを刺激する

左右 各5回

親指を手の三里に当て、ゆっくりと力をかけて3秒ほど押す。

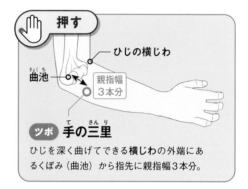

押す

ひじの横じわ

曲池

親指幅
3本分

ツボ 手の三里

ひじを深く曲げてできる横じわの外端にあるくぼみ（曲池）から指先に親指幅3本分。

2 腹式呼吸をする

10呼吸

両手を中脘に当て、鼻から息を吸ってお腹を大きく膨らませる。腹圧が高まるタイミングで手を軽く押し下げ、ハーッと息を吐いて、お腹の力を抜く。

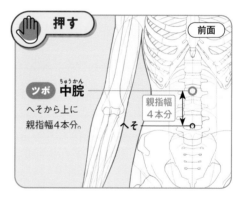

押す

前面

ツボ 中脘

へそから上に
親指幅4本分。

親指幅
4本分

へそ

3 お腹をさする

各5秒

腹部を5か所、両手で丸く円を描くようにさする。

Point

腹部の中心に向かって
軽く圧をかけながら
①～⑤の順にさすり、
腸の働きを活性化

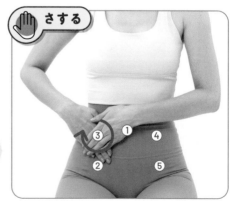

さする

ガス溜まりの予防には、息をきちんと吐いて息を飲み込まないようにすることが大切です。腹式呼吸でため息を吐くように大きく息を吐ききり、腹部の深層のリンパを活性化させましょう。適度な運動も腸の働きを整えます。

全身のリンパを活性化
※全身から運ばれたリンパ液は、最終的に鎖骨のリンパ節へ流れて、血液へと合流

4 あばらの下をもみほぐす

左右 各10秒

4指で肋骨の下に指を入れるようにして、あばらの下を押しもむ。

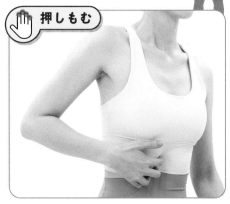

押しもむ

5 ツイスト運動をする

10秒

上半身と下半身を反対方向にねじり、体幹を左右にツイストする。

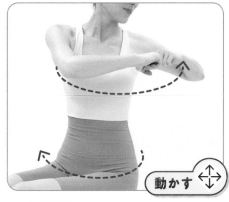

動かす

6 うつ伏せで腹部を伸ばす

10秒

うつ伏せになって上半身を起こし、腹部をストレッチする。

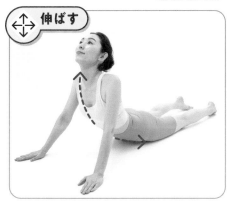

伸ばす

腰痛

準備 │ 腹式呼吸 ➡ P.38　脚の付け根の活性 ➡ P.39

1 ひざの裏のツボを刺激する

左右 各5回

両手の中指を委中に押し当て、ゆっくりと力をかけて3秒ほど押す。

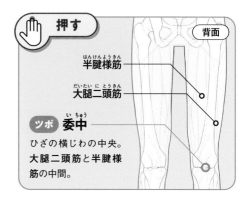

押す

背面

半腱様筋（はんけんようきん）

大腿二頭筋（だいたいにとうきん）

ツボ 委中（いちゅう）

ひざの横じわの中央。**大腿二頭筋と半腱様筋の中間。**

2 ひざの裏をさする

左右 各10秒

両手で下から上へ向かってひざの裏をさすり、リンパを流す。

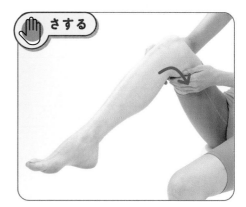

さする

3 ウエスト周辺のツボを刺激する

① 両手の親指でそれぞれ左右の志室を押しながら、上体を左右に倒す。左右それぞれ2〜3秒キープ。

左右 各5回

Point
縮めている側の腰（腰方形筋（ようほうけいきん））に指がグーッと入るのを意識

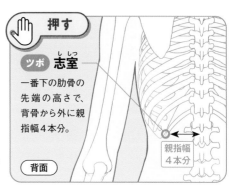

押す

ツボ 志室（ししつ）

一番下の肋骨の先端の高さで、背骨から外に親指幅4本分。

背面

親指幅4本分

脚が疲れてくると腰痛が起こりやすいので、腰から脚の裏側のトラブルに効くツボ「委中（いちゅう）」がおすすめ。上半身と下半身をつなぐ筋肉（腸腰筋（ちょうようきん））や、ももの内側（内転筋（ないてんきん））が硬くならないよう、大股で歩く習慣をつけましょう。

リンパの出口
脚の付け根のリンパ節

② 両手の親指でそれぞれ左右の腎兪（じんゆ）を押しながら、上半身を左右に倒す。左右それぞれ2〜3秒キープ。

左右 各5回

Point
縮めている側の腰（腹斜筋（ふくしゃきん））に指がグーッと入るのを意識

押す

ツボ 腎兪（じんゆ）
体の左右中央にある第2腰椎の出っ張りの下のへこみから、外に親指幅1.5本分。

親指幅
1.5本分

第2腰椎

ヤコビー線
左右の腸骨上端の出っ張りを結んだ線。第4腰椎と第5腰椎のあいだを通る。

腸骨（ちょうこつ）

背面

4 股関節のツボを刺激する

右回し・左回し 各5回

両手のこぶしをそれぞれ左右の環跳（かんちょう）に押し当て、腰をゆっくりと回してツボを刺激する。

押す

大転子（だいてんし）

ツボ 環跳（かんちょう）
仙骨の最下部（仙骨裂孔（せんこつれっこう））と大腿骨外側の出っ張り（大転子）を結んだ線を3等分し、大転子から1/3。

仙骨裂孔（せんこつれっこう）

背面

5 おしりをさする

左右 各10秒

おしりから脚の付け根に向かってさすり、リンパを流す。

さする

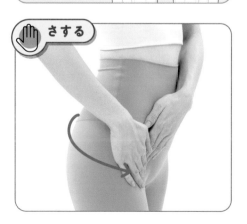

127

坐骨神経痛

準備 │ 腹式呼吸 ➡ P.38　脚の付け根の活性 ➡ P.39

1 おしりのツボを刺激する

左右 各5回

仰向けになり、こぶしを承扶に当てる。片ひざをゆっくりと開閉し、ツボを刺激する。

Point
硬い床に寝そべる場合、こぶしの下にタオルを入れるとよい

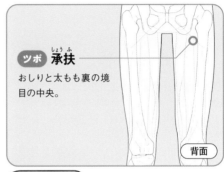

ツボ 承扶(しょうふ)

おしりと太もも裏の境目の中央。

背面

押す

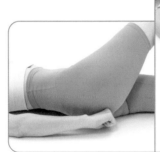

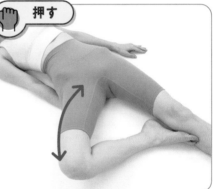

2 脚の付け根をもみほぐす

左右 各10秒

指先で、脚の付け根をやさしくもみほぐす。

もむ

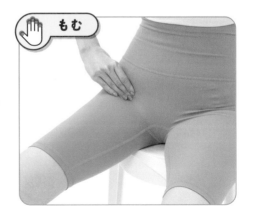

坐骨神経痛は、腰から足にかけて伸びる坐骨神経が圧迫されることで起こる痛みやしびれなどの症状の総称です。仰向けに寝て、左右痛みを感じる方のおしりの筋肉をほぐしましょう。座りっぱなしも症状を悪化させるので注意。

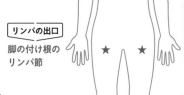

リンパの出口
脚の付け根のリンパ節

3 腰をこぶしでさする

10秒

腰の骨（仙骨）周辺を両手のこぶしでこするようにしてさすり、温める。

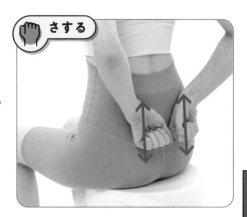

さする

4 おしりをさする

左右 各10秒

おしりから脚の付け根に向かってさすり、リンパを流す。

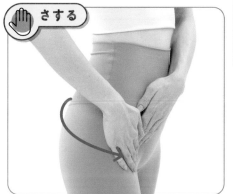

さする

5 おしりをゆらす

左右 各10秒

手のひらをおしりに当てる。細かく震わせるようにしておしりをゆらし、リンパを流す。

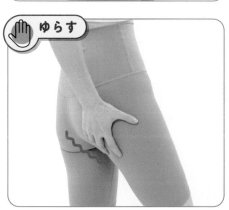

ゆらす

骨盤、股関節の違和感

準備 | 腹式呼吸 ➡ P.38　脚の付け根の活性 ➡ P.39

1 骨盤の骨際を押し込む

左右 各10秒

骨盤の前側の出っ張り（上前腸骨棘）の内側に4指を当てる。もう片方の手で支えながら押し込み、下腹をほぐす。

押す

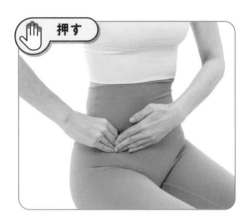

2 股関節のツボを刺激する

① 両手のこぶしをそれぞれ左右の環跳に押し当て、軽くひざを曲げてゆっくりとスクワットをする。

10回

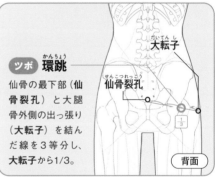

ツボ 環跳

仙骨の最下部（仙骨裂孔）と大腿骨外側の出っ張り（大転子）を結んだ線を3等分し、大転子から1/3。

大転子

仙骨裂孔

背面

② 両手のこぶしをそれぞれ左右の環跳に押し当て、腰をゆっくりと回してツボを刺激する。

右回し・左回し 各5回

押す

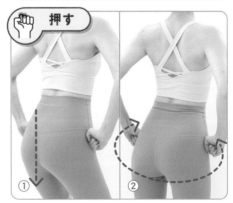

①

②

腰の下部に違和感があり、股関節が硬く動かしにくい人は、太ももの内側に過度な力が入りがちです。股関節のツボを押して刺激するほかに、太ももの内側の緊張をゆるめるために、もみほぐしたりさすったりするとよいでしょう。

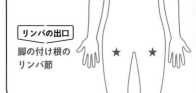

リンパの出口
脚の付け根の
リンパ節

3 太ももの内側を もみほぐす

左右 各10秒

太ももに体重をかけながら手のひらで押すように太ももの内側をもみほぐす。

Point
脚の付け根までもみほぐすとよい

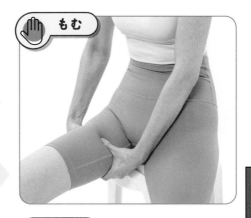

もむ

4 おしりをさする

左右 各10秒

おしりから脚の付け根に向かってさすり、リンパを流す。

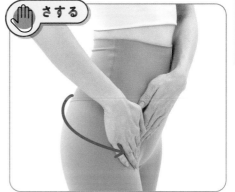

さする

5 太ももの内側をさする

左右 各5秒

両手でひざの内側から脚の付け根に向かって太ももの内側をさすり上げ、リンパを流す。

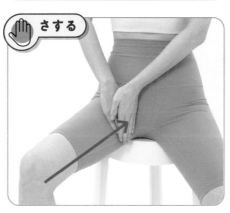

さする

ふくらはぎがつりやすい

準備 | 腹式呼吸 ➡ P.38　脚の付け根の活性 ➡ P.39

1 ひざの裏のツボを刺激する

左右 各5回

両手の中指を委中に押し当て、ゆっくりと力をかけて3秒ほど押す。

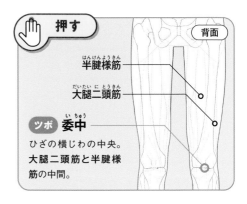

押す

背面

半腱様筋（はんけんようきん）

大腿二頭筋（だいたいにとうきん）

ツボ　委中（いちゅう）

ひざの横じわの中央。大腿二頭筋と半腱様筋の中間。

2 ふくらはぎのツボを刺激する

左右 各5回

両手の親指を承筋（しょうきん）・承山（しょうざん）にそれぞれ当てる。ゆっくりと力をかけて3秒ほど押す。

Point
さらに強い刺激を加えたい場合は、足首を回す

押す

親指幅5本分

ツボ　承筋（しょうきん）

ひざの横じわの中央から真下に親指幅5本分。

ひざの横じわ

承山（しょうざん）

アキレス腱をなで上げて、指が止まるところ。

背面

3 ひざの裏をゆらす

左右 各10秒

指先をひざの裏に当てる。細かく震わせるようにしてひざの裏をゆらし、リンパを流す。

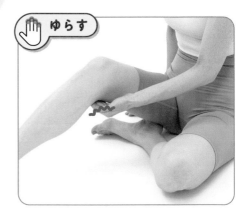

ゆらす

「つる」というのは、筋肉に何らかの異常が生じ、収縮を起こしたまま戻らなくなってしまっている状態で、ふくらはぎはつりやすい代表的な部位。水分不足やミネラル不足、筋肉疲労や血行不良などが原因と考えられています。

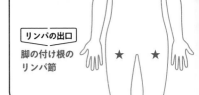

リンパの出口
脚の付け根のリンパ節

4 ふくらはぎをゆらす

左右 各10秒

指先をふくらはぎに当てる。細かく震わせるようにしてふくらはぎをゆらし、リンパを流す。

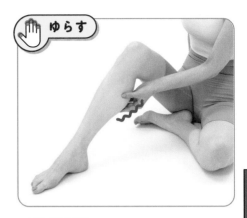

ゆらす

5 ふくらはぎをさする

左右 各10秒

両手で足首周辺のアキレス腱の上からひざ裏に向かってふくらはぎをさすり上げ、リンパを流す。

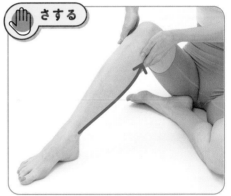

さする

6 太ももの内側をさする

左右 各5秒

両手でひざの内側から脚の付け根に向かって太ももの内側をさすり上げ、リンパを流す。

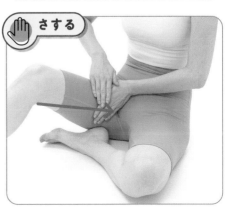

さする

ひざの痛み
① 内側の痛み

準備｜腹式呼吸 ➡ P.38　脚の付け根の活性 ➡ P.39

1 太ももの内側を もみほぐす

① 太ももに体重をかけながら手のひらで押すように太ももの内側をもみほぐす。

痛い方 **10秒**

Point
脚の付け根までもみほぐすとよい

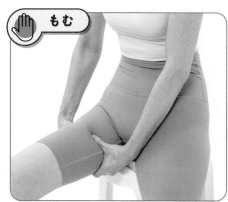
もむ

② 両手で太ももの内側をつかみ、もみほぐす。

痛い方 **10秒**

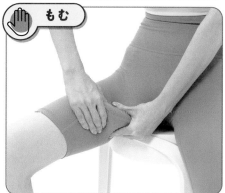
もむ

2 ひざの内側のツボを 刺激する

痛い方 **10回**

親指を陰谷に当て、ゆっくりと力をかけて3秒ほど押す。

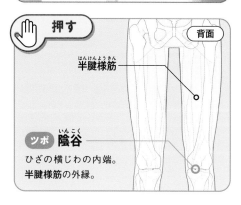
押す

背面

半腱様筋（はんけんようきん）

ツボ **陰谷**（いんこく）

ひざの横じわの内端。
半腱様筋の外縁。

痛みを放置すると、ひざの内側が炎症を起こす鵞足炎（がそくえん）になるリスクが高まります。太もも内側の筋肉をほぐし、リンパを流すことで痛みをやわらげましょう。怪我による痛みや、関節そのものに問題がある場合は専門医を受診して。

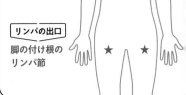

リンパの出口
脚の付け根の
リンパ節

3 ひざの裏をさする

痛い方 **10秒**

両手で下から上へ向かってひざの裏をさすり、リンパを流す。

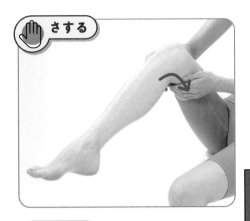

さする

4 ひざのまわりをさする

痛い方 **10秒**

両手で下から上へひざ頭の左右をさすり上げ、リンパを流す。

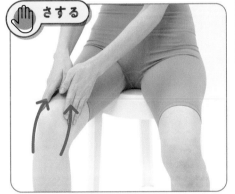

さする

5 太ももの内側をさする

痛い方 **10秒**

両手でひざの内側から脚の付け根に向かって太ももの内側をさすり上げ、リンパを流す。

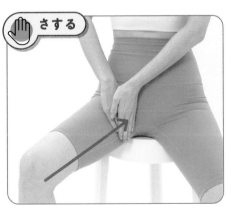

さする

準備｜腹式呼吸 ➡ P.38　脚の付け根の活性 ➡ P.39

1 ひざの裏をさする

痛い方 **10**秒

両手で下から上へ向かってひざの
裏をさすり、リンパを流す。

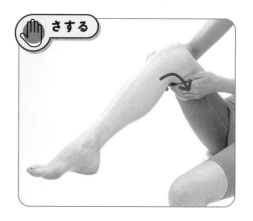

さする

2 ひざの外側のツボを刺激する

① 親指を足の陽関に当てる。ゆ
っくりと力をかけて押しなが
ら、ひざを曲げ伸ばししてツ
ボを刺激する。

痛い方 **10**秒

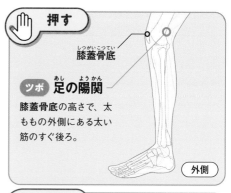

押す

膝蓋骨底
しつがいこってい

ツボ **足の陽関**
あし　ようかん

膝蓋骨底の高さで、太
ももの外側にある太い
筋のすぐ後ろ。

外側

② 親指を陽陵泉に当てる。ゆっ
くりと力をかけて押しながら、
ひざを曲げ伸ばししてツボを
刺激する。

痛い方 **10**秒

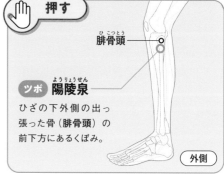

押す

腓骨頭
ひ　こつとう

ツボ **陽陵泉**
ようりょうせん

ひざの下外側の出っ
張った骨（腓骨頭）の
前下方にあるくぼみ。

外側

ひざの外側の痛みは、腸脛靭帯炎（ランナーひざ）を疑います。ランニングなどでひざの屈伸を繰り返すと太ももの外側を通る靭帯に炎症が起こり痛みが発生。歩くときは歩幅を狭くし、靭帯に負担をかけないよう脚を動かして。

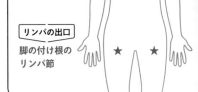

リンパの出口
脚の付け根の
リンパ節

3 ひざのまわりをさする

痛い方 **10秒**

両手で下から上へひざ頭の左右をさすり上げ、リンパを流す。

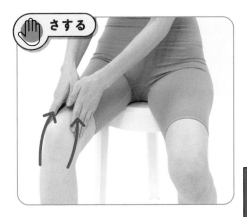

さする

4 太ももをさする

痛い方 **10秒**

両手でひざ上から脚の付け根に向かってさすり、リンパを流す。

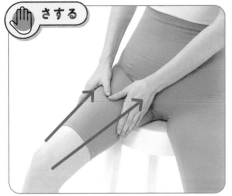

さする

5 太ももの内側をさする

痛い方 **10秒**

両手でひざの内側から脚の付け根に向かって太ももの内側をさすり上げ、リンパを流す。

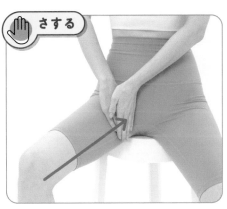

さする

ひざの痛み
❸ 上側の痛み

準備 | 腹式呼吸 ➡ P.38　脚の付け根の活性 ➡ P.39

1 ひざの裏をさする

痛い方**10秒**

両手で下から上へ向かってひざの
裏をさすり、リンパを流す。

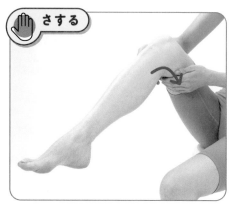

さする

2 ひざのツボを刺激する

① 親指を梁丘に当てる。ゆっく
りと力をかけて押しながら、ひ
ざを曲げ伸ばししてツボを刺
激する。

痛い方**10秒**

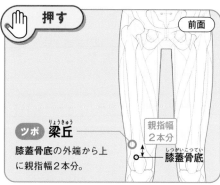

押す

前面

ツボ **梁丘**

膝蓋骨底の外端から上
に親指幅2本分。

親指幅
2本分

膝蓋骨底

② 親指を梁丘から親指幅2本分
外側に当てる。ゆっくりと力を
かけて押しながら、ひざを曲
げ伸ばししてツボを刺激する。

痛い方**10秒**

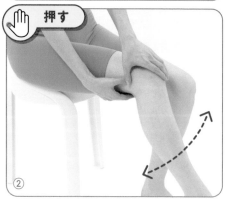

押す

②

太ももの中央の筋肉（大腿直筋）の柔軟性や筋力不足が原因となることの多いひざ上の痛み。無理のない範囲でストレッチや運動を行って痛みを予防して。ひざを曲げた立ち姿勢は、太ももに負荷がかかるので注意が必要です。

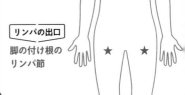

リンパの出口
脚の付け根の
リンパ節

3 太ももをゆらす

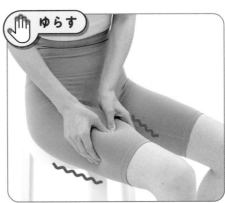

ゆらす

① 両手の親指で太ももの中央を押し込みながら、細かく震わせるようにして太ももをゆらす。

痛い方10秒

Point

太ももの大腿直筋を
ゆらしてほぐす

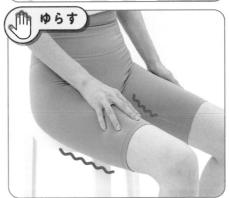

ゆらす

② 太ももの上に手を当て、細かく震わせるようにしてゆらし、リンパを流す。

痛い方10秒

4 太ももの内側をさする

痛い方10秒

両手でひざの内側から脚の付け根に向かって太ももの内側をさすり上げ、リンパを流す。

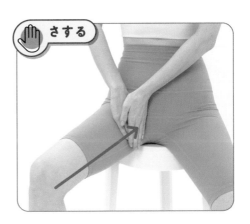

さする

花粉症

準備 ｜ 腹式呼吸 ➡ P.38

1 肩を回す

前回し・後ろ回し 各**10**回

両手の指先を鎖骨に当て、ひじで
大きな円を描くようにして肩を回す。

Point
鎖骨が上下するように
大きく肩を動かす

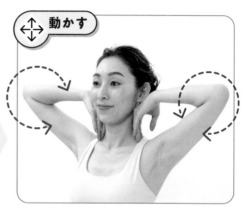
動かす

2 前頭部のツボ周辺を
もみほぐす

10秒

両手の指先で、上星周辺をもみほ
ぐす。

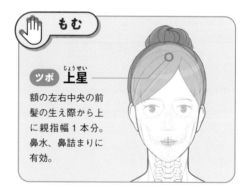
もむ

ツボ **上星**（じょうせい）

額の左右中央の前
髪の生え際から上
に親指幅1本分。
鼻水、鼻詰まりに
有効。

3 眉毛周辺の
ツボを刺激する

5回

中指をそれぞれ左右の攢竹に当て、
ゆっくりと力をかけて3秒ほど押
す。

Point
頭の重みを利用して刺激する。
痛気持ちよい程度の力で行い、
眼球は触らない

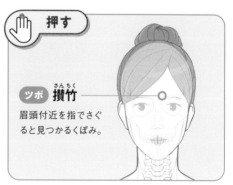
押す

ツボ **攢竹**（さんちく）

眉頭付近を指でさぐ
ると見つかるくぼみ。

花粉症は免疫力が関係しています。体温が下がると免疫力も衰え抵抗力が弱まってしまうため、体を動かしてリンパを流し、体温を上げましょう。そして大きく深い腹式呼吸をゆっくりと行って、自律神経のバランスを整えます。

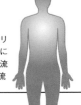

全身のリンパを
活性化

※全身から運ばれたリンパ液は、最終的に鎖骨のリンパ節へ流れて、血液へと合流

4 小鼻のツボを刺激する

5回

中指をそれぞれ左右の鼻通※に当て、ゆっくりと力をかけて3秒ほど押す。

※14経絡に属さず単独で存在し、特定の疾患に対して特別な効果があるツボ（奇穴➡ P.28）

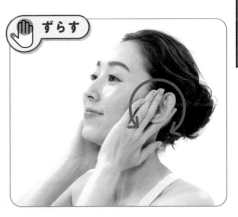

押す

ツボ **鼻通**（びつう）

小鼻の少し上にある、鼻すじに沿ったくぼみ。鼻の通りをよくするツボ。

5 耳まわりの皮膚をずらす

前回し・後ろ回し 各10回

人差し指と中指で耳をはさむようにして両手を顔の側面に当てる。ゆっくり円を描くように手を動かして皮膚をずらし、耳まわりをほぐす。

Point
手と頭の皮膚を密着させ、皮膚をずらす

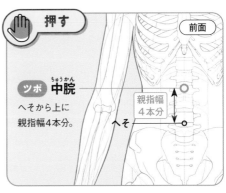

ずらす

6 腹式呼吸をする

両手を中脘（ちゅうかん）に当て、鼻から息を吸ってお腹を大きく膨らませる。腹圧が高まるタイミングで手を軽く押し下げ、ハーッと息を吐いて、お腹の力を抜く。

10呼吸

押す

前面

ツボ **中脘**（ちゅうかん）

へそから上に親指幅4本分。

親指幅4本分

へそ

冷え性

準備 | 腹式呼吸 ➡ P.38

1 肩を回す

前回し・後ろ回し 各**10**回

両手の指先を鎖骨に当て、ひじで
大きな円を描くようにして肩を回す。

Point

鎖骨が上下するように
大きく肩を動かす

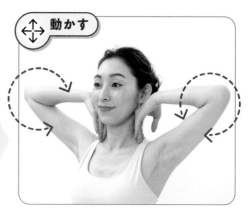

動かす

2 足裏のツボを
刺激する

左右 各**10**秒

両手の親指で湧泉を押し当て、足
の指を開いたり閉じたりしてツボを
刺激する。

Point

足を両手でしっかりホールドする

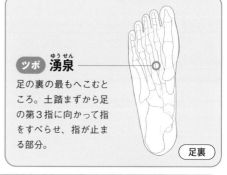

ツボ **湧泉** ゆうせん

足の裏の最もへこむと
ころ。土踏まずから足
の第3指に向かって指
をすべらせ、指が止ま
る部分。

足裏

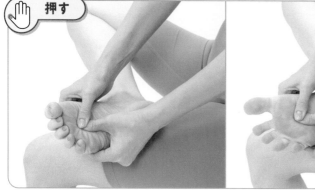

押す

142

全身の各リンパ節をさすってリンパを流し、手足のグーパー運動などをして、末端を温めましょう。また、内臓の調子が悪いとそちらに血流を取られて手足が冷えてしまうので、胃腸の調子を整えるなど体調管理に注意して。

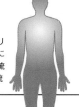

全身のリンパを
活性化

※全身から運ばれたリンパ液は、最終的に鎖骨のリンパ節へ流れて、血液へと合流

3 手の甲のツボを刺激する

左右 各5回

親指を合谷に当て、ゆっくりと力をかけて3秒ほど押す。

Point

骨際を押し込むように

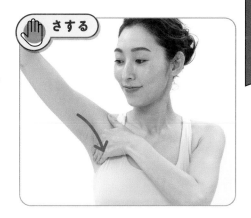

押す

第2中手骨（ちゅうしゅこつ）

手の甲側

ツボ **合谷**（ごうこく）

手の甲、第2中手骨のちょうど真ん中の親指側。親指と人差し指の付け根のあいだあたり。

4 わきをさする

左右 各10秒

上腕から胸の方に向かってわきの下をさすり、リンパを流す。

さする

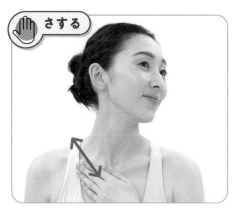

5 鎖骨をさする

左右 各10秒

鎖骨周辺をさすり、リンパを流す。

さする

不眠

準備 | 腹式呼吸 ⇒ P.38

1 足裏のツボを刺激する

① 両手の親指で湧泉（ゆうせん）を押し当て、足の指を開いたり閉じたりしてツボを刺激する。

左右 各10秒

Point
足を両手でしっかりホールドする

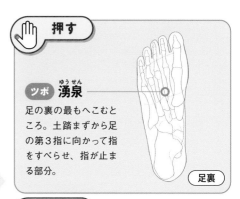

押す

ツボ 湧泉（ゆうせん）
足の裏の最もへこむところ。土踏まずから足の第3指に向かって指をすべらせ、指が止まる部分。

足裏

② 両手の親指で失眠（しつみん）*を押し当て、足の指を開いたり閉じたりしてツボを刺激する。

左右 各10秒

＊14経絡に属さず単独で存在し、特定の疾患に対して特別な効果があるツボ（奇穴 ⇒ P.28）

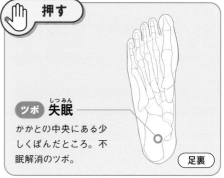

押す

ツボ 失眠（しつみん）
かかとの中央にある少しくぼんだところ。不眠解消のツボ。

足裏

2 前腕のツボを刺激する

左右 各5回

親指を内関（ないかん）に当て、ゆっくりと力をかけて3秒ほど押す。

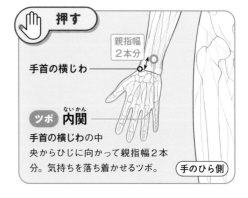

押す

手首の横じわ

親指幅2本分

ツボ 内関（ないかん）
手首の横じわの中央からひじに向かって親指幅2本分。気持ちを落ち着かせるツボ。

手のひら側

足が冷えていると眠れないことが多いので、手足をよく温めましょう。睡眠は頭のリラクゼーションです。頭を空っぽにし、考えごとや電子機器などを布団に持ち込まないこと。心地よく眠りに落ちるイメージを持つことも大事です。

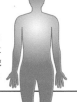

全身のリンパを
活性化
※全身から運ばれたリンパ液は、最終的に鎖骨のリンパ節へ流れて、血液へと合流

3 耳まわりの 皮膚をずらす

前回し・後ろ回し 各10回

人差し指と中指で耳をはさむようにして両手を顔の側面に当てる。ゆっくり円を描くように手を動かして皮膚をずらし、耳まわりをほぐす。

Point
手と頭の皮膚を密着させ、皮膚をずらす

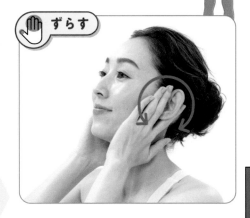

ずらす

4 頭皮をずらす

10秒

両手を側頭部に当て、頭皮を前後に動かすようにして皮膚をずらし、リンパを流す。

Point
手と頭の皮膚を密着させ、皮膚をずらす。髪の中に指を入れるとより効果的

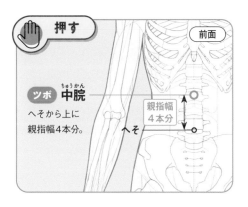

ずらす

5 腹式呼吸をする

10呼吸

両手を中脘（ちゅうかん）に当て、鼻から息を吸ってお腹を大きく膨らませる。腹圧が高まるタイミングで手を軽く押し下げ、ハーッと息を吐いて、お腹の力を抜く。

押す

前面

ツボ 中脘（ちゅうかん）
へそから上に親指幅4本分。

親指幅4本分

へそ

代謝低下

準備 | 腹式呼吸 ➡ P.38

1 肩を回す

前回し・後ろ回し 各**10**回

両手の指先を鎖骨に当て、ひじで
大きな円を描くようにして肩を回す。

Point
鎖骨が上下するように
大きく肩を動かす

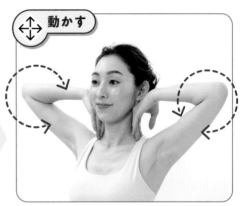

動かす

2 ツイスト運動をする

10秒

上半身と下半身を反対方向にねじ
り、体幹を左右にツイストする。

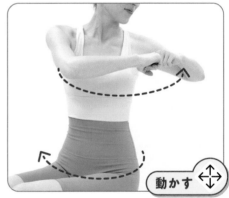

動かす

3 わきのツボを
もみほぐす

左右 各**10**秒

4指で極泉周辺のわきの下を押し
もむ。

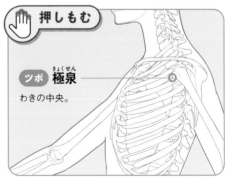

押しもむ

ツボ **極泉**

わきの中央。

筋力不足や自律神経のバランスの崩れ、食生活の乱れなどが原因で起こる代謝の低下。代謝が下がるとリンパ液の流れが滞り、いつまでも体内にとどまってしまいます。全身の各リンパ節をさすり、めぐりを促しましょう。

全身のリンパを
活性化

※全身から運ばれたリンパ液は、最終的に鎖骨のリンパ節へ流れて、血液へと合流

4 脚の付け根をもみほぐす

左右 各10秒

指先で、脚の付け根をやさしくもみほぐす。

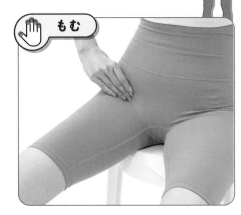

もむ

5 ひざの裏をさする

左右 各10秒

両手で下から上へ向かってひざの裏をさすり、リンパを流す。

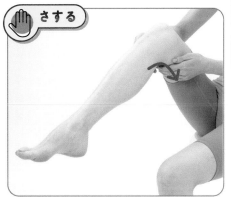

さする

6 ひじと上腕をさする

左右 各10秒

ひじと上腕の内側をわきに向かってなでさすり、リンパを流す。

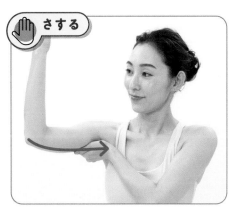

さする

147

倦怠感

準備 │ 腹式呼吸 ➡ P.38

1 耳まわりの 皮膚をずらす

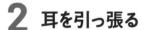

前回し・後ろ回し 各10回

人差し指と中指で耳をはさむよう
にして両手を顔の側面に当てる。
ゆっくり円を描くように手を動かし
て皮膚をずらし、耳まわりをほぐす。

Point
手と頭の皮膚を密着させ、
皮膚をずらす

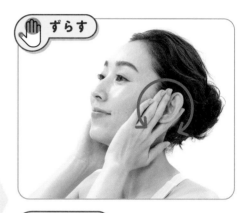

ずらす

2 耳を引っ張る

5回

左右の耳の中央あたりの端をつか
み、横に引っ張る。

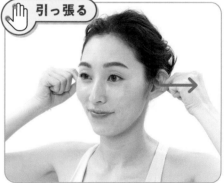

引っ張る

3 脚の付け根を もみほぐす

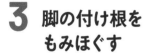

左右 各10秒

指先で、脚の付け根をやさしくもみ
ほぐす。

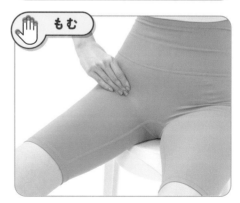

もむ

疲れやダルさが抜けないときは、脳をシャキッとさせるために耳を刺激してみて。耳には自律神経をはじめ多くの神経が集まっています。また、脱力してゆっくりと呼吸をすることで疲労回復効果が期待できます。

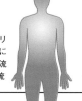

全身のリンパを活性化
※全身から運ばれたリンパ液は、最終的に鎖骨のリンパ節へ流れて、血液へと合流

4 胸のツボを刺激する

`10秒`

両手の中指を壇中に当て、ゆっくりと力をかけて押しながら、ため息をつくようにハーッと息を吐く。

Point
脱力して行う

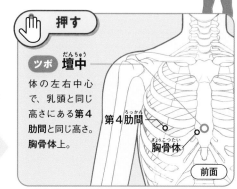

押す

ツボ **壇中**
体の左右中心で、乳頭と同じ高さにある第4肋間と同じ高さ。胸骨体上。

第4肋間

胸骨体

前面

5 鎖骨をさする

`左右 各10秒`

鎖骨周辺をさすり、リンパを流す。

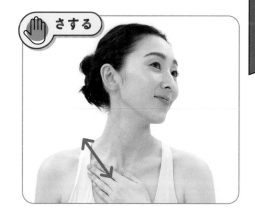

さする

6 腹式呼吸をする

`10呼吸`

両手を中脘に当て、鼻から息を吸ってお腹を大きく膨らませる。腹圧が高まるタイミングで手を軽く押し下げ、ハーッと息を吐いて、お腹の力を抜く。

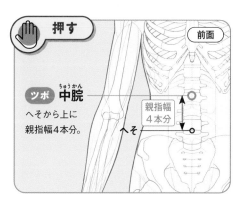

押す

前面

ツボ **中脘**
へそから上に親指幅4本分。

親指幅4本分

へそ

老眼

準備 | 腹式呼吸 ➡ P.38　首の活性 ➡ P.39

1 目のまわりのツボを刺激する

各ツボ 5回

攅竹・魚腰*・絲竹空・太陽*の順に、両手の中指をそれぞれ左右のツボに当て、ゆっくりと力をかけて3秒ほど押す。

*14経絡に属さず単独で存在し、特定の疾患に対して特別な効果があるツボ（奇穴➡ P.28）

Point

頭の重みを利用して刺激する。痛気持ちよい程度の力で行い、眼球は触らない

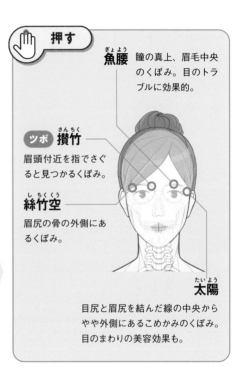

押す

魚腰 瞳の真上、眉毛中央のくぼみ。目のトラブルに効果的。

ツボ 攅竹 眉頭付近を指でさぐると見つかるくぼみ。

絲竹空 眉尻の骨の外側にあるくぼみ。

太陽 目尻と眉尻を結んだ線の中央からやや外側にあるこめかみのくぼみ。目のまわりの美容効果も。

2 目の上下をさする

上下 各10秒

両手の3指で目の上を内側から外側に向かってさすり、リンパを流す。目の下も同様に内側から外側に向かってさすり、リンパを流す。

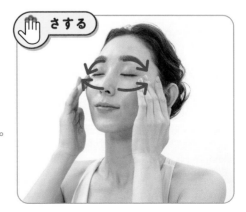

さする

近くにある細かい文字などが以前よりも見えにくくなってきたときは、目のピント調節力が衰えてきた老眼のサインかもしれません。疲れ目やかすみ目などの症状が出たら放置せず、目のまわりをやさしく刺激してこまめなケアを。

3 顔をさする

① 口をおおうように両手を顔に当てる。耳の前までなでさすり、顔の下半分のリンパを耳まで流す。

10秒

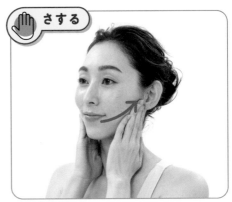
さする

② 目をおおうように両手を顔に当てる。耳の前までなでさすり、顔の上半分のリンパを耳まで流す。

10秒

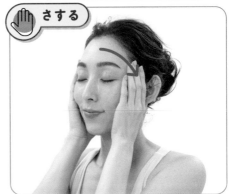
さする

4 耳まわりの皮膚をずらす

前回し・後ろ回し 各10回

人差し指と中指で耳をはさむようにして両手を顔の側面に当てる。ゆっくり円を描くように手を動かして皮膚をずらし、耳まわりをほぐす。

Point
手と頭の皮膚を密着させ、皮膚をずらす

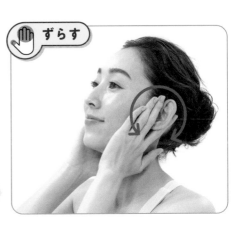
ずらす

更年期

準備 | 腹式呼吸 ➡ P.38

1 足裏のツボを刺激する

左右 各10秒

両手の親指で湧泉を押し当て、足の指を開いたり閉じたりしてツボを刺激する。

Point
足を両手でしっかりホールドする

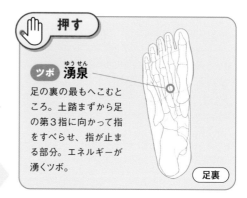

押す

ツボ **湧泉**

足の裏の最もへこむところ。土踏まずから足の第3指に向かって指をすべらせ、指が止まる部分。エネルギーが湧くツボ。

足裏

2 前腕のツボを刺激する

左右 各5回

親指を内関に当て、ゆっくりと力をかけて3秒ほど押す。

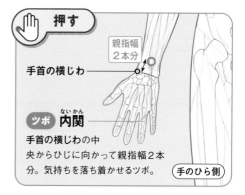

押す

手首の横じわ

親指幅2本分

ツボ **内関**

手首の横じわの中央からひじに向かって親指幅2本分。気持ちを落ち着かせるツボ。

手のひら側

3 薬指の爪際のツボを刺激する

左右 各5回

人差し指を関衝に当て、親指と人差し指で爪をはさむようにゆっくりと力をかけて3秒ほど押す。

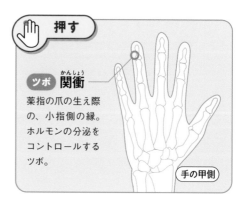

押す

ツボ **関衝**

薬指の爪の生え際の、小指側の縁。ホルモンの分泌をコントロールするツボ。

手の甲側

のぼせや動悸、めまいや情緒不安など人によってさまざまな症状が現れる更年期。自律神経の状態が悪いと悪化する人が多いので、自分がリラックスできるツボ押しやリンパマッサージを見つけてこまめに行ってみましょう。

全身のリンパを
活性化

※全身から運ばれたリンパ液は、最終的に鎖骨のリンパ節へ流れて、血液へと合流

4 前腕をさする

左右 各10秒

手のひらの付け根に手を当てる。ひじの内側に向かってさすり上げ、リンパを流す。

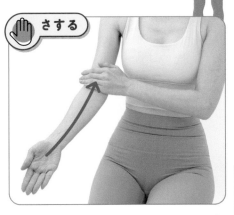

さする

5 胸のツボを刺激する

10秒

両手の中指を壇中に当て、ゆっくりと力をかけて押しながら、ため息をつくようにハーッと息を吐く。

Point
脱力して行う

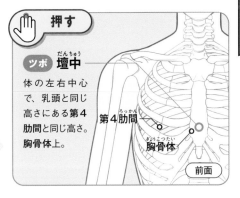

押す

ツボ 壇中

体の左右中心で、乳頭と同じ高さにある第4肋間と同じ高さ。胸骨体上。

第4肋間

胸骨体

前面

6 腹式呼吸をする

10呼吸

両手を中脘に当て、鼻から息を吸ってお腹を大きく膨らませる。腹圧が高まるタイミングで手を軽く押し下げ、ハーッと息を吐いて、お腹の力を抜く。

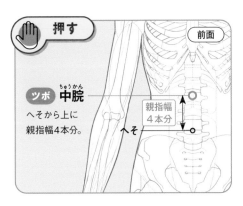

押す

前面

ツボ 中脘

へそから上に親指幅4本分。

親指幅
4本分

へそ

生理痛

準備 ｜ 腹式呼吸 ➡ P.38　脚の付け根の活性 ➡ P.39

1 脚の付け根を もみほぐす

左右 各**10**秒

指先で、脚の付け根をやさしくもみ
ほぐす。

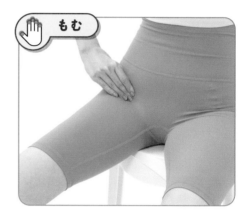

もむ

2 ひざの内側のツボを 刺激する

左右 各**5**回

親指を血海に当て、ゆっくりと力を
かけて3秒ほど押す。

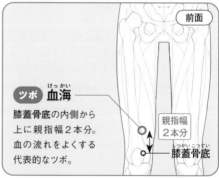

前面

ツボ **血海**（けっかい）

膝蓋骨底の内側から
上に親指幅2本分。
血の流れをよくする
代表的なツボ。

親指幅
2本分

膝蓋骨底（しつがいこつてい）

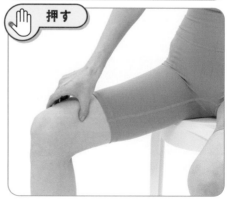

押す

154

生理は小さな出産と呼ばれており、骨盤がゆるみます。生理中は無理に動くことはできるだけ避け、安静に過ごして。お腹や腰をさすって温め子宮の血流をよくすることで、痛みの原因である過度な子宮収縮をやわらげましょう。

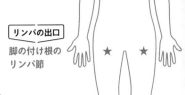

リンパの出口
脚の付け根の
リンパ節

3 腰をこぶしでさする

10秒

腰の骨（仙骨）周辺を両手のこぶしでこするようにしてさすり、温める。

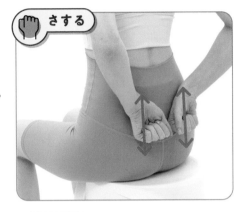

さする

4 腰をさする

左右 各10秒

腰から脚の付け根に向かってさすり、リンパを流す。

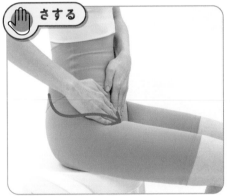

さする

5 太ももの内側をさする

左右 各5秒

両手でひざの内側から脚の付け根に向かって太ももの内側をさすり上げ、リンパを流す。

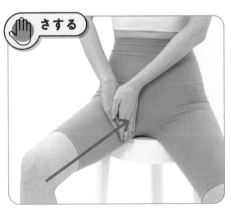

さする

生理不順

準備 | 腹式呼吸 ➡ P.38　脚の付け根の活性 ➡ P.39

1 ひざの裏をさする

左右 各**10**秒

両手で下から上へ向かってひざの
裏をさすり、リンパを流す。

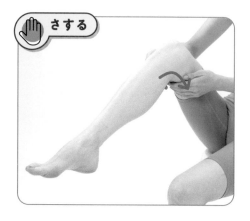

さする

2 すねの内側のツボを刺激する

① 親指を三陰交に当て、ゆっくりと力をかけて3秒ほど押す。

左右 各**5**回

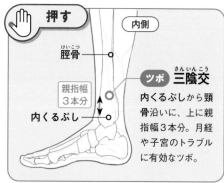

押す

内側

脛骨

親指幅
3本分

内くるぶし

ツボ **三陰交**

内くるぶしから頸
骨沿いに、上に親
指幅3本分。月経
や子宮のトラブル
に有効なツボ。

② 親指を地機に当て、ゆっくりと力をかけて3秒ほど押す。

左右 各**5**回

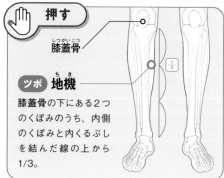

押す

膝蓋骨

$\frac{1}{3}$

ツボ **地機**

膝蓋骨の下にある2つ
のくぼみのうち、内側
のくぼみと内くるぶし
を結んだ線の上から
1/3。

冷えやすいひざから下を温めるとともにリンパや血のめぐり
をよくし、女性ホルモンの乱れなどからくる生理不順や月
経困難症を予防します。生まれついての体質的なものや、
頻繁に生理がくる場合などは専門医を受診して。

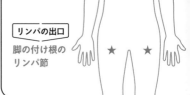
リンパの出口
脚の付け根の
リンパ節

3 ひざから下を さする

左右 各10秒

両手で足首の前側からひざの裏に
向かってさすり、リンパを流す。

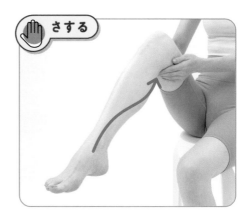
さする

4 腰をさする

① 腰の骨（仙骨）周辺を両手の
こぶしでこするようにしてさす
り、温める。

10秒

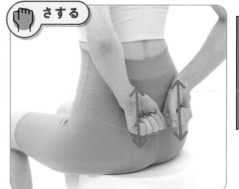
さする

② 腰から脚の付け根に向かって
さすり、リンパを流す。

左右 各10秒

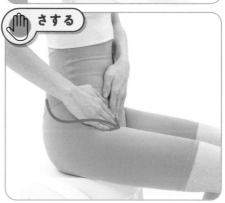
さする

PMS

準備 ｜ 腹式呼吸 ➡ P.38

1 足の甲のツボを刺激する

左右 各5回

親指を太衝に当て、ゆっくりと力をかけて3秒ほど押す。

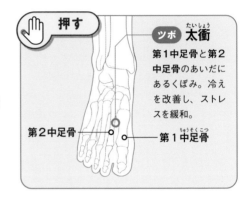

押す

ツボ 太衝（たいしょう）

第1中足骨と第2中足骨のあいだにあるくぼみ。冷えを改善し、ストレスを緩和。

第2中足骨 → 第1中足骨

2 眉尻のツボ周辺を押しもむ

10秒

両手の3指でそれぞれ左右の太陽＊（たいよう）周辺を押しもむ。

＊14経絡に属さず単独で存在し、特定の疾患に対して特別な効果があるツボ（奇穴➡ P.28）

押しもむ

ツボ 太陽（たいよう）

目尻と眉尻を結んだ線の中央から、外に親指幅1本分のくぼみ。目のまわりの美容効果も。

3 胸のツボを刺激する

10秒

両手の中指を壇中に当て、ゆっくりと力をかけて押しながら、ため息をつくようにハーッと息を吐く。

Point
脱力して行う

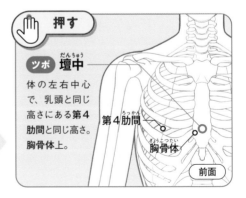

押す

ツボ 壇中（だんちゅう）

体の左右中心で、乳頭と同じ高さにある第4肋間と同じ高さ。胸骨体上。

第4肋間（ろっかん）

胸骨体（きょうこつたい）

前面

PMSとは月経前症候群とも呼ばれ、生理の3〜10日前に始まるさまざまな不調のこと。症状は、頭痛、イライラ、肌荒れなど多岐にわたります。ストレスを緩和するツボ押しや気持ちを落ち着けるマッサージで、リラックスを心がけて。

全身のリンパを調整
※全身から運ばれたリンパ液は、最終的に鎖骨のリンパ節へ流れて、血液へと合流

4 前腕のツボを刺激する

左右 各5回

親指を内関に当て、ゆっくりと力をかけて3秒ほど押す。

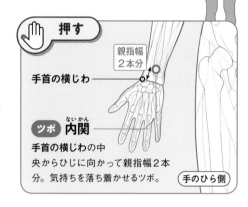

押す

親指幅2本分
手首の横じわ

ツボ 内関
手首の横じわの中央からひじに向かって親指幅2本分。気持ちを落ち着かせるツボ。

手のひら側

5 肩を回す

前回し・後ろ回し 各10回

両手の指先を鎖骨に当て、ひじで大きな円を描くようにして肩を回す。

Point
鎖骨が上下するように大きく肩を動かす

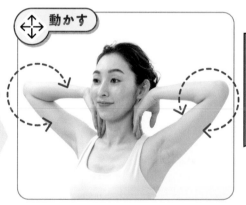

動かす

6 腹式呼吸をする

10呼吸

両手を中脘に当て、鼻から息を吸ってお腹を大きく膨らませる。腹圧が高まるタイミングで手を軽く押し下げ、ハーッと息を吐いて、お腹の力を抜く。

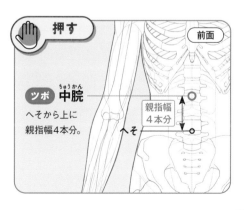

押す

前面

ツボ 中脘
へそから上に親指幅4本分。

親指幅4本分

へそ

デコルテ、バストの張り不足

準備 ｜ 腹式呼吸 ➡ P.38　首の活性 ➡ P.39

1 肩を回す

前回し・後ろ回し 各10回

両手の指先を鎖骨に当て、ひじで
大きな円を描くようにして肩を回す。

Point
鎖骨が上下するように
大きく肩を動かす

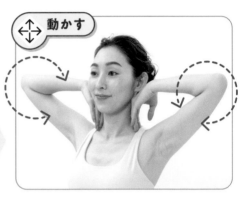

動かす

2 肩の前側の ツボを刺激する

各ツボ 左右 各5回

中府に中指を当て、ゆっくりと力を
かけて3秒ほど押す。雲門も同様
に刺激する。

押す

ツボ　雲門

腕を上に上げたとき、鎖骨
の外端の下にできるくぼみ。
鎖骨の下の骨際を肩関節へ
向けて指をすべらせると止
まる部分。

中府

雲門から親指幅1本分下。

前面

3 体側をほぐす

① ウエストからわきの下にかけて、
　体側をつまみ上げてほぐす。

左右 各10秒

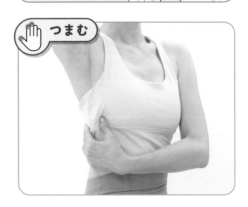

つまむ

バストを支えているのは、大胸筋（だいきょうきん）や小胸筋（しょうきょうきん）といった胸の筋肉。美しいバストをキープするために、これらの筋肉を動かし、リンパマッサージで血行を促すことでしなやかさを保ちましょう。デコルテのむくみもすっきりします。

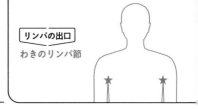

リンパの出口
わきのリンパ節

② 体の側面の肋骨下からわきに向かって体側をさすり上げ、リンパを流す。

左右 各10秒

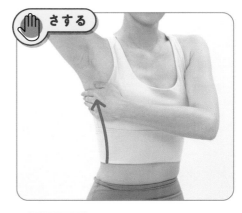

さする

4 デコルテをさする

左右 各10秒

鎖骨の下からわきに向かってデコルテをさすり、リンパを流す。

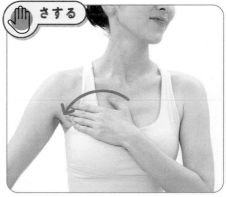

さする

5 わきをさする

左右 各10秒

上腕から胸の方に向かってわきの下をさすり、リンパを流す。

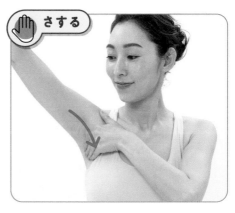

さする

女性の悩み

デコルテ、バストの張り不足

161

つわり

1 前腕のツボを刺激する

左右 各5回

親指を内関（ないかん）に当て、ゆっくりと力をかけて3秒ほど押す。

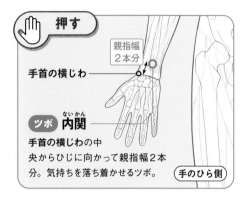

押す

親指幅2本分

手首の横じわ

ツボ 内関（ないかん）

手首の横じわの中央からひじに向かって親指幅2本分。気持ちを落ち着かせるツボ。

手のひら側

2 胸のツボを刺激する

10秒

両手の中指を壇中（だんちゅう）に当て、ゆっくりと力をかけて押しながら、ため息をつくようにハーッと息を吐く。

Point
脱力して行う

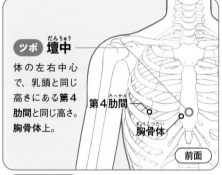

ツボ 壇中（だんちゅう）

体の左右中心で、乳頭と同じ高さにある第4肋間と同じ高さ。胸骨体上。

第4肋間（ろっかん）

胸骨体（きょうこつたい）

前面

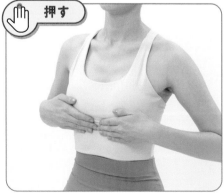

押す

足のツボなどは子宮に働きかけるツボもあるため、むやみに刺激しないようにします。気持ちを落ち着ける手首のツボをじっくりと押したり、体をさすったりしてリラックスを心がけて。腹式呼吸も心身を穏やかに整えてくれます。

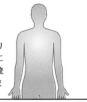

上半身のリンパを調整
※全身から運ばれたリンパ液は、最終的に鎖骨のリンパ節へ流れて、血液へと合流

3 腹式呼吸をする

10呼吸

両手を中脘（ちゅうかん）に当て、鼻から息を吸ってお腹を大きく膨らませる。腹圧が高まるタイミングで手を軽く押し下げ、ハーッと息を吐いて、お腹の力を抜く。

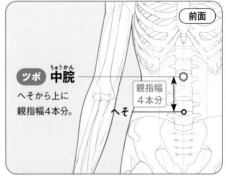

前面

ツボ 中脘（ちゅうかん）

へそから上に親指幅4本分。

親指幅4本分

へそ

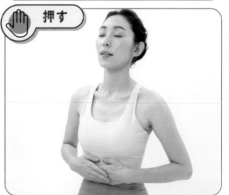

押す

4 胸のツボ周辺をさする

10秒

2の壇中の周辺を上から下に向かって、両手で交互にやさしくさする。

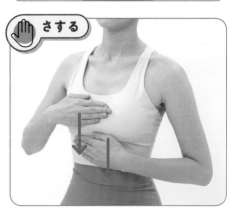

さする

母乳が出にくい

準備 ｜ 腹式呼吸 ➡ P.38　首の活性 ➡ P.39

1 わきをさする

左右 各 **10** 秒

上腕から胸の方に向かってわきの
下をさすり、リンパを流す。

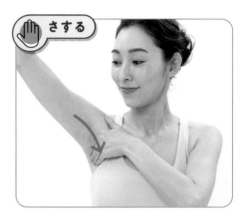

さする

2 肩を回す

前回し・後ろ回し 各 **10** 回

両手の指先を鎖骨に当て、ひじで
大きな円を描くようにして肩を回す。

Point
鎖骨が上下するように
大きく肩を動かす

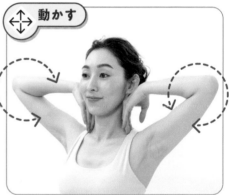

動かす

3 わきのツボを
もみほぐす

左右 各 **10** 秒

4指で極泉周辺のわきの下を押し
もむ。

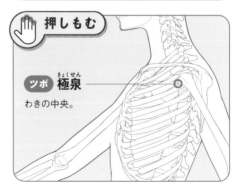

押しもむ

ツボ 極泉
きょくせん

わきの中央。

疲労やストレス、貧血などの影響を受け、母乳分泌が減少することがあります。母乳は血液からつくられているので、体を温めてリンパと血液の流れを促して。できるだけ睡眠時間を確保し、こまめに水分補給をするようにしましょう。

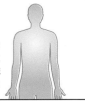

4 肩の前側のツボを刺激する

各ツボ 左右 各5回

中府に中指を当て、ゆっくりと力をかけて3秒ほど押す。雲門も同様に刺激する。

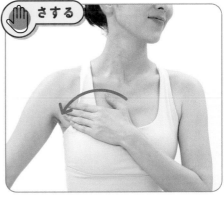

押す

ツボ **雲門**

腕を上に上げたとき、鎖骨の外端の下にできるくぼみ。鎖骨の下の骨際を肩関節へ向けて指をすべらせると止まる部分。

中府

雲門から親指幅1本分下。

前面

5 デコルテをさする

左右 各10秒

鎖骨の下からわきに向かってデコルテをさすり、リンパを流す。

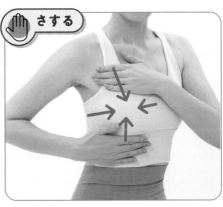

さする

6 バストをさする

左右 各10秒

バスト全体をバストトップに向かってやさしくさする。

Point

母乳が出る方向をイメージしてさする

さする

女性の悩み

母乳が出にくい

165

不妊

1 すねの内側のツボを刺激する

左右 各5回

親指を三陰交に当て、ゆっくりと力をかけて3秒ほど押す。

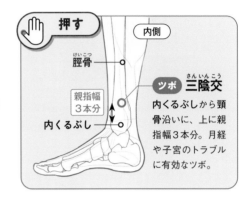

押す

内側

脛骨

親指幅3本分

内くるぶし

ツボ 三陰交

内くるぶしから頸骨沿いに、上に親指幅3本分。月経や子宮のトラブルに有効なツボ。

2 足の甲のツボを刺激する

左右 各5回

親指を太衝に当て、ゆっくりと力をかけて3秒ほど押す。

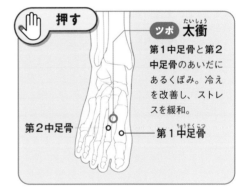

押す

ツボ 太衝

第1中足骨と第2中足骨のあいだにあるくぼみ。冷えを改善し、ストレスを緩和。

第2中足骨

第1中足骨

3 腰をこぶしでさする

10秒

腰の骨（仙骨）周辺を両手のこぶしでこするようにしてさすり、温める。

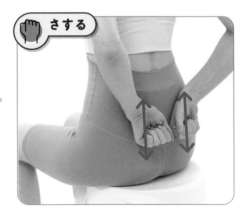

さする

「三陰交」は子宮の調子を整え、「太衝」は冷えを改善して血流を高めます。足湯をするとどちらも温まるのでおすすめ。不妊の原因は人によって異なり、治療法もさまざまなので、気になったら専門医を受診することも大切です。

全身のリンパを調整

※全身から運ばれたリンパ液は、最終的に鎖骨のリンパ節へ流れて、血液へと合流

4 腹式呼吸をする

10 呼吸

両手を中脘に当て、鼻から息を吸ってお腹を大きく膨らませる。腹圧が高まるタイミングで手を軽く押し下げ、ハーッと息を吐いて、お腹の力を抜く。

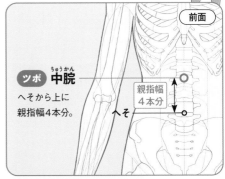

前面

ツボ **中脘**

へそから上に親指幅4本分。

へそ

親指幅4本分

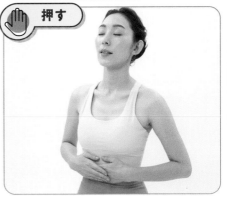

押す

5 脚の付け根をさする

左右 各10秒

脚の付け根に両手を当てる。円を描くようにさすり、リンパを流す。

Point

脚の付け根のリンパを活性化させる

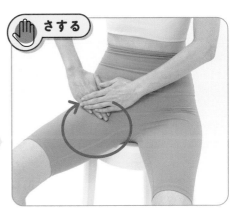

さする

イライラ

準備 | 腹式呼吸 ➡ P.38

1 足の甲のツボを刺激する

左右 各5回

親指を太衝に当て、ゆっくりと力をかけて3秒ほど押す。

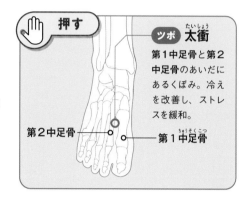

押す

ツボ 太衝 たいしょう
第1中足骨と第2中足骨のあいだにあるくぼみ。冷えを改善し、ストレスを緩和。

第2中足骨
第1中足骨 ちゅうそくこつ

2 手首のツボを刺激する

左右 各10回

親指を神門に当て、ゆっくりと力をかけて3秒ほど押す。

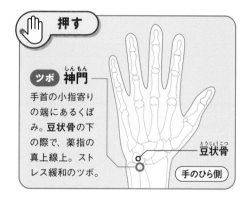

押す

ツボ 神門 しんもん
手首の小指寄りの端にあるくぼみ。豆状骨の下の際で、薬指の真上線上。ストレス緩和のツボ。

豆状骨 とうじょうこつ

手のひら側

3 眉尻のツボ周辺を押しもむ

10秒

両手の3指でそれぞれ左右の太陽*周辺を押しもむ。

＊14経絡に属さず単独で存在し、特定の疾患に対して特別な効果があるツボ（奇穴➡ P.28）

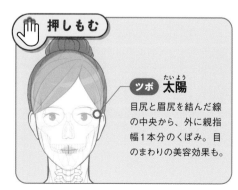

押しもむ

ツボ 太陽 たいよう
目尻と眉尻を結んだ線の中央から、外に親指幅1本分のくぼみ。目のまわりの美容効果も。

「神門」は鎮静と安定を司るツボ。イライラしたときや心の疲れからくる不調を感じたときに押してみるとよいでしょう。また「太陽」のツボをもみほぐすと、顔の筋肉や頭皮がほぐれ、緊張がゆるんで気持ちが穏やかになります。

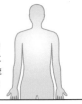

上半身のリンパを調整

※全身から運ばれたリンパ液は、最終的に鎖骨のリンパ節へ流れて、血液へと合流

4 胸のツボを刺激する

10秒

両手の中指を壇中に当て、ゆっくりと力をかけて押しながら、ため息をつくようにハーッと息を吐く。

Point
脱力して行う

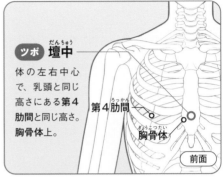

ツボ 壇中（だんちゅう）
体の左右中心で、乳頭と同じ高さにある第4肋間と同じ高さ。胸骨体上。

第4肋間（ろっかん）

胸骨体（きょうこつたい）

前面

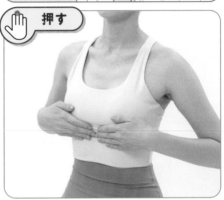

押す

5 頭と首をさする

10秒

側頭部、首の後ろ、首の前を通って鎖骨に向かってさすり、リンパを流す。

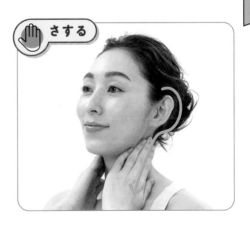

さする

メンタル

イライラ

情緒不安、依存症

1 耳まわりの皮膚をずらす

前回し・後ろ回し 各**10**回

人差し指と中指で耳をはさむようにして両手を顔の側面に当てる。ゆっくり円を描くように手を動かして皮膚をずらし、耳まわりをほぐす。

Point
手と頭の皮膚を密着させ、皮膚をずらす

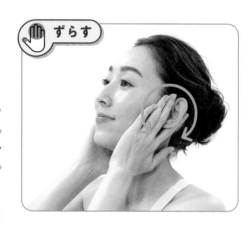

ずらす

2 腹式呼吸をする

① 両手を**中脘**に当て、鼻から息を吸ってお腹を大きく膨らませる。腹圧が高まるタイミングで手を軽く押し下げ、ハーッと息を吐いて、お腹の力を抜く。

10呼吸

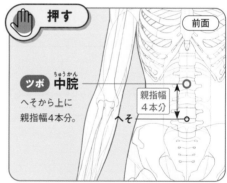

押す　前面

ツボ **中脘**
へそから上に親指幅4本分。

親指幅4本分

へそ

② **中脘**を左右からはさむように両手を肋骨の下部に当て、鼻から息を吸ってお腹を大きく膨らませる。両手で軽く押さえながらハーッと息を吐いて、お腹の力を抜く。

10呼吸

Point
お風呂でリラックスしてため息をつくイメージで大きく息を吐く

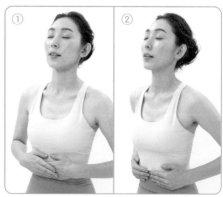

①　②

自律神経に作用するツボが集まる耳周辺を刺激し温めることで、心身のバランスを整えていきましょう。喫煙や飲酒、過食などに依存してしまうのはストレスの反動の可能性も。不安や心配ごとを溜め込まないようにすることも大切です。

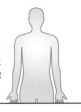

3 頭皮をずらす

① 両手を前髪の生え際に当て、頭皮を前後に動かすようにして皮膚をずらし、リンパを流す。

10秒

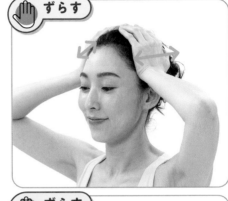

ずらす

② 両手を側頭部に当て、頭皮を前後に動かすようにして皮膚をずらし、リンパを流す。

10秒

Point
手と頭の皮膚を密着させ、皮膚をずらす。髪の中に指を入れるとより効果的

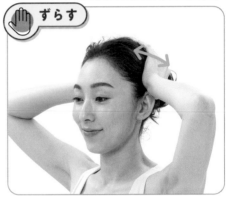

ずらす

4 耳を引っ張る

5回

左右の耳の中央あたりの端をつかみ、横に引っ張る。

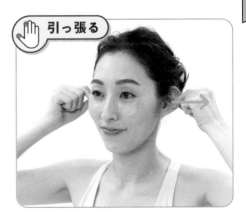

引っ張る

メンタル

情緒不安、依存症

やる気が出ない

1 足裏のツボを刺激する

左右 各10秒

両手の親指で湧泉を押し当て、足の指を開いたり閉じたりしてツボを刺激する。

Point
足を両手でしっかりホールドする

ツボ **湧泉**
足の裏の最もへこむところ。土踏まずから足の第3指に向かって指をすべらせ、指が止まる部分。

足裏

押す

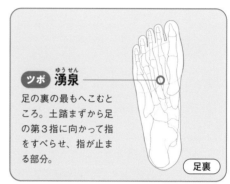

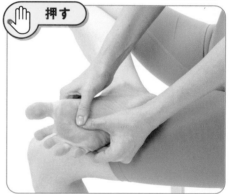

2 頭頂のツボを刺激する

5回

両手の中指を百会に重ねて当て、ゆっくりと力をかけて3秒ほど押す。

押す

ツボ **百会**
頭のてっぺんを通って両耳の上端を結んだ線上の中央。

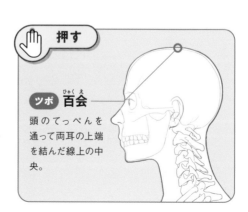

エネルギーが湧き出る泉という意味の「湧泉」は、気力や体力を高めたいときに押したいツボ。また「百会」は、頭をすっきりさせ集中力を高めます。全身をさすって体温を上げるのもエネルギーをめぐらせるのにおすすめです。

全身のリンパを調整

※全身から運ばれたリンパ液は、最終的に鎖骨のリンパ節へ流れて、血液へと合流

3 脚と腕を素早くさする

① 腕を素早くさすり、リンパを活性化させる。

左右 各**10**秒

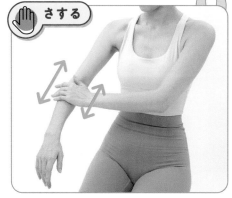

さする

② 脚を素早くさすり、リンパを活性化させる。

左右 各**10**秒

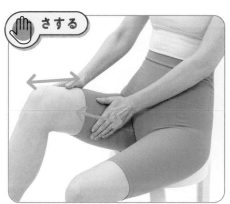

さする

4 耳を引っ張る

5回

左右の耳たぶをつかみ、下に引っ張る。

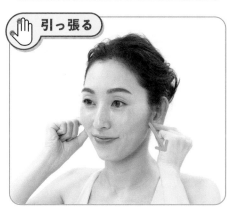

引っ張る

緊張

1 前腕のツボを刺激する

左右 各10回

親指を内関に当て、ゆっくりと力をかけて3秒ほど押す。

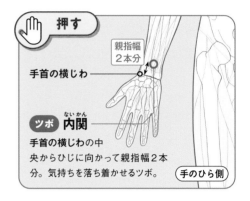

押す

親指幅2本分

手首の横じわ

ツボ 内関

手首の横じわの中央からひじに向かって親指幅2本分。気持ちを落ち着かせるツボ。

手のひら側

2 腹式呼吸をする

① 両手を中脘に当て、鼻から息を吸ってお腹を大きく膨らませる。腹圧が高まるタイミングで手を軽く押し下げ、ハーッと息を吐いて、お腹の力を抜く。

10呼吸

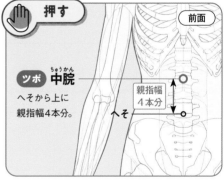

押す

前面

ツボ 中脘

へそから上に親指幅4本分。

親指幅4本分

へそ

② 中脘を左右からはさむように両手を肋骨の下部に当て、鼻から息を吸ってお腹を大きく膨らませる。両手で軽く押さえながらハーッと息を吐いて、お腹の力を抜く。

10呼吸

Point

お風呂でリラックスしてため息をつくイメージで大きく息を吐く

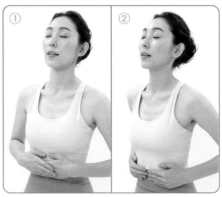

「内関」は、緊張や不安を感じたときにセルフケアできるツボ。押しやすい位置にあるのでどんな場面でも便利です。また、緊張すると頭皮や顔の表情が硬くなりがちに。リンパマッサージやタッピングでゆるめましょう。

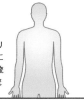

上半身のリンパを調整

※全身から運ばれたリンパ液は、最終的に鎖骨のリンパ節へ流れて、血液へと合流

3 頭皮をずらす

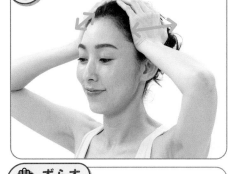

ずらす

① 両手を前髪の生え際に当て、頭皮を前後に動かすようにして皮膚をずらし、リンパを流す。

10秒

② 両手を側頭部に当て、頭皮を前後に動かすようにして皮膚をずらし、リンパを流す。

10秒

Point
手と頭の皮膚を密着させ、皮膚をずらす。髪の中に指を入れるとより効果的

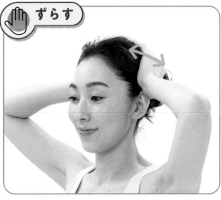

ずらす

4 顔全体をタッピングする

10秒

両手の指先のはらで、顔全体をトントンとタッチし、タッピングをする。

Point
こすらず、弾むように軽やかにタップする

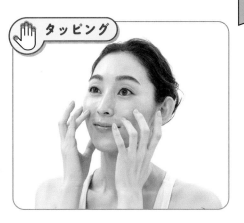

タッピング

メンタル

緊張

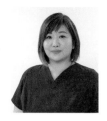

監修

横山由美子
Yokoyama Yumiko

鍼灸・マッサージ治療室 ファファラ代表

鍼灸・あん摩指圧マッサージ師。フェルディ式
医療リンパドレナージセラピスト養成講座修了。
排泄機能指導士。2007年、女性専用治療室ファ
ファラを開院。乳腺外科と連携した乳がん術後
ケアやリンパ浮腫の専門ケア、経絡ケアなど幅
広いメニューを取り揃え、日々さまざまな悩みを
持つ女性の体の治療を行う。「健康あっての美
容」をコンセプトに、一人ひとりの体質や悩みに
寄り添い、患者それぞれのライフワークに合った
オーダーメイドケアを提供。

STAFF

撮影
相沢千冬（A.I.photograph）

ヘアメイク
高松由佳

モデル
殿柿佳奈

イメージイラスト
中尾 悠

人体イラスト
（株）BACKBONEWORKS

装丁・デザイン
bitter design

校正
関根志野

編集・構成・執筆
有國芙美

企画・編集
川上裕子（成美堂出版編集部）

症状改善！ ツボ&リンパマッサージ

監　修　横山由美子

発行者　深見公子

発行所　成美堂出版
　　　　〒162-8445　東京都新宿区新小川町1-7
　　　　電話(03)5206-8151　FAX(03)5206-8159

印　刷　大日本印刷株式会社

©SEIBIDO SHUPPAN 2023　PRINTED IN JAPAN
ISBN978-4-415-33353-3
落丁・乱丁などの不良本はお取り替えします
定価はカバーに表示してあります